花粉はつらいよ

岩井圭也［編］

AKISHOBO

「はいりたけりゃ、はいってもいいよ。
だけどなかはくしゃみだらけだから、ようじんをおし。」
——ルイス・キャロル『不思議の国のアリス』

世界初の花粉症エッセイアンソロジー

花粉症は、日本の国民病である。

環境省の資料によれば、二〇一九年時点の花粉症の有病率は四二・五パーセントだという（「花粉症環境保健マニュアル2022」）。調査によっては、日本人の二人に一人が花粉症、という結果も出ている。

大の大人がティッシュを手放せず、目を真っ赤にしている姿は、はっきりいってちょっとユーモラスだ。どんなに周囲から尊敬される人でも、どんなに大金を稼いでいる人でも、ハクションズルズルとやっていれば威厳は七〇パーセントオフである。

症状の深刻さにもかかわらず、花粉症患者が感じているつらさは、そうでない人にはイマイチ伝わっていない。なんなら「自分は花粉症じゃないし」という優越感をふくんだ視線を浴びせられる。ただし、いま花粉症でない人も、後天的に発症することがよくあるから油断してはならない。かくいうわたしも二〇代で発症した身だ。

花粉症はつらい。けれど、「つらいつらい」と嘆いてばかりではテンションが下がる一方である。せっかくなら、少しは花粉症と楽しく愉快に付き合っていきたい。そんな考えのもとに企画されたのが、この『花粉はつらいよ』というアンソロジーだ。

本書に収録されているのは花粉症エッセイばかりだ。花粉症の読者には、「そうそう！」と共感してもらえること請け合い。そうでない読者には、花粉症の実態をいやというほど知ってもらえるだろう。

花粉症患者とそうでない人が反目しあうのではなく、互いに手に手を取って仲良く歩んでいける。そんな社会の実現に、本書が少しでも貢献できれば幸いである……といったら、さすがにおおげさか。


『花粉はつらいよ』編集部・岩井圭也（小説家）

（もくじ）

巻頭言「世界初の花粉症エッセイアンソロジー」 岩井圭也…002

I

楽器じゃなくなった日 ひらいめぐみ（ライター）…009
花粉という名の服を着て 本間悠（佐賀之書店店長）…013
クラス6 愛野史香（小説家）…017
花粉症、それは恋 宮田珠己（エッセイスト）…021
ゆけ、くしゃみ 向坂くじら（詩人／作家）…025
どうせ特別な治療してんだろ！ 武田砂鉄（ライター）…029
季節は巡り、時代は巡る 稲垣栄洋（植物学者）…033
花粉のトリクルダウン 東千茅／樫（農耕者／全日本棍棒協会会長）…037

II

ひとつ屋根の下　**光用千春**（漫画家／イラストレーター）…045
母と息子のＤＮＡ　**五十嵐大**（作家）…049
頑固じいさんと洟水　**秋谷りんこ**（小説家）…053
サブカルをこじらせて花粉症になった　**木爾チレン**（小説家）…057
疑惑の春　**竹田信弥**（双子のライオン堂店主）…061
ぼくのオーバーホール　**栗秋正寿**（登山家）…065
最強の花粉症対策　**山本ぽてと**（編集者）…069
花粉より猫がいい　**谷川嘉浩**（哲学者）…073

III

ティッシュ・コミュニズム　**綿野恵太**（批評家）…081
症状と自由　**ｐｈａ**（作家／蟹ブックス）…085
福寿草　**北大路翼**（俳人）…089

Ⅳ

すべての道は鼻に通ずる　**阿部公彦**（英文学者）…093
いいから病院へいけ　**カツセマサヒコ**（小説家）…097
あの音　**髙倉大輔**（写真作家）…101
腐海の森へ　**イモトユウヤ**（旅人／季節労働者）…105
マスク男、花粉症に救われる　**頭木弘樹**（作家）…109
花粉症って言うな！　**インベカヲリ★**（写真家／ノンフィクション作家）…117
なぜ耳鼻科の待合室は混雑しているのか　**岩井圭也**（小説家）…121
サイン　**牟田都子**（校正者）…125
逃げてもいい　**オカヤイヅミ**（漫画家／イラストレーター）…129
克服の兆し　**吉開菜央**（映画作家／ダンサー）…133
絶望の花粉症一年目、恩機との出会い　**けんご**（小説紹介動画クリエイター）…137

V

花粉症の否認　尾久守侑（精神科医／詩人）…141
アレルゲンとダンスする　伊藤雄馬（言語学者）…145
旅の力と花粉症　石川直樹（写真家）…153
宇宙最強レベルのアレルギー　宮崎智之（文芸評論家）…157
くしゃみの波をキャッチせよ？　森元斎（アナキスト）…161
時限爆弾　川端健太（画家）…165
いつもちょっとだけ　寺地はるな（小説家）…169
バスは遅れ、ブタクサは枯れ、私は洟をすすった　高森順子（社会心理学者）…173
予行練習　吉田大助（ライター）…177
小さな死の微粒子　山内朋樹（美学者／庭師）…181

コラム「花粉はつらそうだよ」

①風邪だか花粉症だかわかりません　高橋久美子（作家／作詞家）…041
②スギやヒノキから感じる太古の地球　瀬尾一樹（樹木医）…077
③特別観察対象者K－7103　栗下直也（ライター）…113
④やめられない、とまらない、ハックショイ　栗原康（アナキスト）…149
⑤マスク一枚の距離感　江上越（画家）…185

編集後記に代えて　――われら花粉人間…189

楽器じゃなくなった日

ひらいめぐみ

ある日突然、わたしの身体は楽器になった。

鼻の奥がむずむずむずむず……としてきて、あ、くしゃみ出る、と思い、口を開け、鼻の全神経に意識を集中させる。

「ックショーイ！　ベックショーイ！　ベックショー！！」「……ベックショーーーーイ！！！」

三回目までは、いつもの感じだった。そもそも、これまで連続でくしゃみが出るのはせいぜい二回か三回だった。ところがこのときは、三回目のくしゃみが出た後、すぐに次のくしゃみが鼻の奥でスタンバイしていたのだ。

くしゃみが二回連続で出ると、いつもやっきになってもう一回出ないものかと横隔膜に呼びかける。子どもの頃の「くしゃみが一回出るときは良い噂、二回出るときは悪い噂をされている」というジンクスを信じ込んだまま大人になったせいだ。しかし、くしゃみが三回以上続けて出ることは稀で、たいていは二回ですっきり収まってしまう。ときどき街中で四回も五回も連続でくしゃみをしている大人を見ると、心配を通り越して感心していた。いったいどうやって出してるんだろう。そんなに連続でくしゃみを出せるものだろうか。もしかすると、スーツを着たサラリーマンのような風貌で、実はMr.マリックやプリンセス天功のようなびっくり芸を本業にしている人なのかもしれない。

だから人生で初めて四回連続のくしゃみをしたとき、とてつもない力を手に入れてしまった、と思った。もしかして、わたしってマリックの娘？　プリンセス天功の従姉妹？　四回以上のくしゃみは横隔膜の痙攣というより演奏である。リズム感がまったくないわたしでも、一定のリズムで「ベクショーイ！」を出せる。そうか、楽器なんだ。魔法の粉をかけられて空を飛べるようになった『ピーターパン』のウェンディみたいに、いつのまにかわたしも魔法で楽器に変身させられていたのだ。

四回連続でくしゃみを出すなんて序の口で、次第に五回連続でくしゃみを出せるようになった。いよいよ「歩くパーカッション」として注目を浴びる日も近いかもしれない。楽器の身体を手にした二年目、無意識に目を擦っていることに気づいた。ごみかなにかが入ったわけでもないのに、目がキッキッチカチカする。さらに、やたらと洟水《はな》が出る。元栓を閉めてるつもりなのにぴろぴろ出る。

鼻の症状がいちばん深刻だったので、ひとまず近所にある耳鼻科の病院へ行った。混雑した院内で一時間ほど待ち、自分の名前が呼ばれて診察室へ入ると、お医者さんはわたしの鼻と目を診た後、目の前のモニターに向かってキーボードでぱちぱちと文字を入力し「飲み薬と目薬と点鼻薬を出しておきますよ」と言った。診察はものの数十秒で終了した。

処方された薬を飲みはじめて数週間すると、やんわりと目の違和感は落ち着き、洟水の水流も弱まり、ついでに四回連続のくしゃみもまったく出なくなった。近年の医療は、魔法にも効くらしい。

ひらい・めぐみ：花粉症歴5年。茨城県出身。7歳の頃からたまご（の上についている賞味期限の）シールを集めている。著書に『転職ばっかりうまくなる』があるほか、『ひらめちゃん』を2025年5月に刊行予定。

花粉という名の服を着て

本間悠

北海道に生まれ育った私は、花粉症とは無縁の生活を送っていた。

北海道は他府県に比べスギの木が少なく、「北海道には花粉症がない」と、二〇年くらい前は言われていた。関東から異動してきた元上司が、北海道に来て症状が楽になったと嬉しそうに語るのは、知らない世界の他人事だった。

アレルギー耐性は、よくコップの水にたとえられる。

体内にアレルゲンを蓄えるコップがあり、そこに少しずつスギ花粉が貯まってゆく。コップに収まる量ならば症状は出ないが、コップの許容量を超えた時、アレルギー症状が発現するというアレだ。移住前、ほとんど空っぽだったであろうコップは、九州に移り住んで数年で溢れた。

とにかくかゆい。寝ても覚めても、体中がかゆい。

もともと、ストレスなどが原因でよく蕁麻疹《じんましん》が出る体質ではあったから、経験則を頼りに色々と対策してはみるものの、かゆみは治まらない。掻き続けた皮膚はただれ、どうにも手が付けられない状態になってゆく。

九州に移住してきてからの数年間、私は専業主婦だった。まだ幼く手のかかる三人の子どもたちと缶詰の毎日、知らない土地、知らない言葉、知らない風習、そしてむやみに甘い醤油（今では大好きです）によるストレスは半端なく、ストレス性の蕁麻疹だろうくらいに思っていた。実際、近所の皮膚科医は、私を見て開口一番、「ストレスですね」というし（失礼過ぎるが、よっぽど思い詰めた顔をしていたのだろう）、複合的な要因だったのだと思う。

処方された抗アレルギー薬を飲みながら、掻き壊してぼろぼろになった皮膚に薬を塗る。並行してアレルギー検査も行い、結果、「花粉症」の診断が下された（医師は、「あとストレスです」と付け加えることも忘れなかった）。

えっ、これが花粉症？　この強烈な全身のかゆみが？　まるで『揚一番』のように分厚くひび割れ、血だか汁だかが滲み出る首元が？　私の花粉症デビューは、想像とは大分違った形で訪れた。花粉症って、目玉を外したくなったり、箱ティッシュが身体のパーツ化するアレとちゃうんかい。対策として、なるべく肌を露出しないことが命じられた。首の症状がひどいのはそのためか。首も覆えて、露出が少ない……全身タイツが思い浮かんだが、いくら江頭2：50の故郷・佐賀とて、そんな恰好で日常生活を送るわけにはいかない。

二〇二五年現在、私の花粉症には、晴れて目の疾患も加わっている。一歩外に出ようものなら涙が止まらず、通勤の自転車を毎朝泣きながら漕いでいる。朝三〇分かけたアイメイクは涙と目薬に溶かされ、月六〇〇〇円払ってカールさせ、丹念に美容液を塗り込んだ自慢のまつ毛には、白い粒子が絡まっている。塩だ。涙がまつ毛で結晶化しているのだ。
シーズンになると、店先には花粉症が治る!と謳う本が入荷してくるが、その本を並べている人の花粉症は悪化する一方だ。まつ毛に塩粒をまぶし、全身タイツでの出社を妄想しながら、今日も泣きながら働いている。

ほんま・はるか:花粉症歴15年。ホラー映画とお酒をこよなく愛する佐賀之書店の店長であり、マルチに活動するバラエティ書店員。

クラス6

愛野史香

二〇二〇年の二月だった。当時、私は突如として原因不明の咳嗽《がいそう》に襲われた。兄は喘息《ぜんそく》の既往歴があったが、私は幼少期から呼吸器疾患で悩まされた経験がなかった。

最初は、けほけほ、と軽いものだった。福岡の救急病院で薬剤師の業務に従事していた私は、てっきり風邪だと思い、マスクをして仕事を続けた。

きっと疲れが出たのだろう。翌三月の同人誌即売会で頒布する予定の新刊――五〇〇頁弱の文庫の作業に、夜な夜な追われていた。WEBで連載した約一五万字の物語に加えて短編を書き下ろし、寄稿された表紙絵と漫画の編集、自分もカバー下のイラストを描くなど、凝った作品を作っていた。脱稿後に風邪を引くことはままあったので、今回もそれだと思った。

ところが、熱や洟水などの風邪らしい症状は一向に出ず、咳だけが悪化していった。

当直明けに職場の外来を受診したある日、先輩の薬剤師から、

「外来の患者さんが、待合室で隣に座ってた若い女の人がずっと咳していて嫌だった、って言ってたよ。愛野のことやない？　昨日、受診したやろ？」

「……しました。私ですね」

我が事ながら気の毒な気持ちになった。先月、国内で初めて新型コロナウイルスの感染

者が確認され、目に見えない恐怖が九州にも伝播していた。地下鉄では他の乗客が少し咳をしたという理由だけで緊急停止ボタンを押す人が現れる始末だった。

局内で私の感染を疑う目はあったが、症状が咳だけなので、別の病気だろうと心配された。私は入院患者のいる病棟には行かず、できる限り薬局から出ないようにした。

喋ろうとすると激しく咳き込むので、まともに会話ができない。咳のせいで眠れず、睡眠不足が続いた。次第に胸が痛むようになり、気の優しい薬剤科長から「折れているのでは？」と指摘された。――いやいや、まさか、骨折なんてしたことないのに……え？

「折れてますね。たまにいるんですよね、咳して肋骨を折っちゃう人」

整形外科でレントゲンを撮ってもらったところ、科長の指摘通り、右の肋骨を一本骨折していた。私はしばらくそのレントゲン画像をＬＩＮＥのアイコンにした。自虐行為である。

「アスベリンは雑魚！　リンコデ（リン酸コデイン）しか勝たん！」

もはや何に侵されているのかわからず、恐怖の日々だった。骨折したことで、同人誌即売会の参加を泣く泣く断念する決意をした。鈍器みたいな文庫本が数十冊も入った段ボール箱を持ち上げたら、肋骨が全部折れちゃうと思った（結局コロナで開催自体が中止された)。

謎の咳嗽に悩まされて一か月、謎はついに解かれた。

アレルギーや百日咳などありとあらゆる検査項目を、血液検査で調べてもらった。

「スギ花粉がクラス6だ。多分これだね。耳鼻科の先生がシダキュアを試したがりそうな数値が出てるよ」

呼吸器科のドクターがニヤニヤしながら言った。

これが、私の壮絶な花粉症デビューの顚末である。

あいの・ふみか：花粉症歴5年。1992年佐賀県嬉野市生まれ、同市在住。福岡大学薬学部を卒業し、現在薬剤師として勤務している。2024年、第16回角川春樹小説賞を北方謙三、今野敏、今村翔吾、角川春樹の各選考委員満場一致で受賞。同年10月に『あの日の風を描く』として刊行された。

花粉症、それは恋

宮田珠己

すっかり春の風物詩となった花粉症だけども、不思議なのは、世の中には傍目に明らかに花粉症を発症しているにもかかわらず、自分は花粉症じゃないと強弁する人が一定数いることである。世の中には、花粉症かもしれないと自分自身疑いながら公には認めない人が七三%ぐらいいると言われている（私に）。

彼らはなぜ花粉症と認めないのか。理由はたぶんふたつある。

ひとつは、死なないということだ。

私の好きな作家スタニスワフ・レムに『枯草熱』というSF小説がある。原因不明の死亡事故が相次ぐなか、犠牲者は共通して枯草熱という病気を発症していたことが判明する。そしてこの枯草熱こそは、花粉症のことなのだ。犠牲者は枯草熱のほかに中年男性でハゲているうえ、体格がいいことなども共通していた。死の真相は、さまざまな因子の複合という設定だったと記憶しているが、あくまでフィクションであって、花粉症でハゲた中年男性が本当に死ぬわけではない。逆に花粉症ごときで死なないために、読者を欺く題材として使われたのである。

本人はとても不快な状況だが、死なないのだから、早期発見が重要ということはない。早期発見しようが発見しまいが、とっくに洟水でぐじゅぐじゅである。仮に花粉症がはっきりしたからといって、これ以上どうなるというのか。今後死に向かって悪化していくこともないのだから、認めようが認めまいが大差ないのではないか。というもの。

そして、もうひとつの理由、こっちが重要なのだが、そういう人は、認めた時点で花粉症が確定すると考えているようなのだ。

これは鼻風邪であって花粉症ではない、もしくは、寒さでちょっと洟水が出ただけかもしれないし、風で目にゴミが入って涙が出ただけかもしれない、そう念じることで、花粉症サイドがあきらめるのを待つ。あるいは今は仮に花粉症であったとしても、認めないことによって敵を無力化する（自然に治るまでやり過ごす）狙いもあるのかもしれない。

これは何かに似ていると思ったら、恋だ。

自分でもうすうす気になってはいたのである。あの人、なんかいい感じだなと。

だが、そのときはまだそれが恋心だとは思っていない。そこまで本気なわけじゃないよ、と自制心のようなものが働いていて、他の異性にも目配りぐらいはしているのである。

でもあるとき、友人にこう指摘されるのだ。

「○○ってさ、あの人のことばっかり見てるよね」

動揺。めちゃくちゃ動揺。

とっさに「そんなことないよ」と切り返したものの、それをきっかけに、ますます意識するようになってしまう。

ただどう考えても向こうは自分に気がなさそうであり、仮に告白なんてしようものなら撃沈まちがいなし。だからこれは恋とは認めない。認めたら泣きを見るのは明らかだ。

そう、認めたが最後、敵に主導権を握られてしまうのが恋と花粉症なのである。それだけは絶対に避けなければならない。

「でも先生、花粉は春ですよね。私は秋も洟水がひどいんですが」

私は反論した。この私が花粉症であるはずがない。これまでアレルギーになどなったことがないのだ。すると先生は言った。

「それはイネ科の花粉症ですね。スギとイネと両方、陽性反応が出ています」

認めたくない。認めた途端、ズブズブの泥沼にハマっていく自分が見える。だが残念ながら、傍目にはもうスブスブのぐじゅぐじゅなのであった。

みやた・たまき：花粉症歴10年。作家・エッセイスト。近著に『路上のセンス・オブ・ワンダーと遥かなるそこらへんの旅』『宮田珠己の楽しい建築鑑賞』など。

ゆけ、くしゃみ

向坂くじら

くしゃみをするのはおもしろい。

まずくしゃみとは呼吸、とくに息を吐きだすことである。それも、ふだんの呼吸がほとんど忘れたままでできてしまうのとは対照的に、否応なしに意識に上る。それなのに自分の意思では止められない。それがあのぶざまな感じを生むのだ。

しかし、コントロールできる部分もある。呼吸である以上、くしゃみとは音でもあり、息とともに声帯が震えれば声にもなる。おもしろいのはその音だ。くしゃみをするとき、唇の形や息の量を変えるだけで、くしゃみの音はさまざまに変化をする。

わたしはこれをおもしろがっているうち、くしゃみのバリエーションを多数習得した。くしゃみは工夫しだいで、破裂音のような、文字で書くと「パン！」に近い音にもなるし、咳にしか聞こえない「エフ」みたいな音にもできる（ただ、くしゃみを咳と誤解させて得する場面は本当にない）。もちろん反対に、「ハクション」という典型的な擬音の再現だってできるし、英語圏ではくしゃみの擬音は「achoo（アチュー）」であるというが、それだって当然できる。わたしに言わせれば、やり慣れたくしゃみだけをして、「自分のくしゃみはこのようであるな」とだけ思っているのだとしたら、それはくしゃみを、ひいては自分をなめている。日々にできることはもっとある。

体のなかにあるものをいっぺんに吐きだすあの感じも、単純に気持ちがいい。うちの車は赤で、花粉の季節には毎日べったりと黄色い汚れがつく。だから花粉で鼻や目がぐじゅぐじゅ言いはじめると、自分の体のなかに、あの黄色い、粘性の汚れが、こびりついているのを想像する。そこへくしゃみがせり上がってくると、ゆけ、と思う。ゆけ、くしゃみ、みんな吐きだせ。ハクション、achoo、パン！

花粉というのは交配の手段であって、毎年花粉の時期になると、いろんな人がおなじみの冗談を言う。たかだか杉のセックスのためにこんな思いをするなんて、というやつだ。実際、杉がどんな気分で花粉を飛ばしているのかは知るよしもないけれど、しかし車を拭くときにはわたしもそのことを思い出す。違うよ、と思う。車に来たって、それからわたしの鼻に来たって、おまえは増えられないんだよ。杉のセックスが誤ってわたしに向けられるのと同程度、よりひょっとしたら少し多く、人のセックスもまた、誤ってわたしに向けられる。黄色い粉ではなく、手や、唇や、言葉の形をとって。そういうときにもやっぱり、なにかせり上がってくる。勢いよく吐きだしたい気持ちになる。無遠慮に体のなかへ入りたがるものを、違うよ、と否定して。

だから、くしゃみのことが好きだ。その勢いが、ぶざまさが、体を守ろうとする否応なさが。わたしはあれこれのくしゃみを試す。唇の形を変え、言葉の量を変えて、服装を変え、声の出し方を変える。どんな音が出て、どう聞かれるのか、試しながら習得する。わたしに来たって増えられないものたちがどんな気分で花粉を飛ばしているのか、やっぱり知るよしもないけれど、わたしはくしゃみができるし、きっともっとよくできるようになる。ゆけ。日々にはできることがある。

さきさか・くじら：花粉症歴5年。詩人。「国語教室ことぱ舎」（埼玉県桶川市）代表。著書に第一詩集『とても小さな理解のための』、小説『いなくなくならなくならないで』、エッセイ集『ことぱの観察』など。Gt.クマガイユウヤとのユニット「Anti-Trench」朗読担当。１９９４年名古屋市生まれ。慶應義塾大学文学部卒。

どうせ特別な治療してんだろ!

武田砂鉄

私は芸能人という存在に雑なイメージを持っており、その雑なイメージの象徴として、「芸能人は歯医者に行ったら一気に治してもらえるに違いない」というものがある。だって、木村拓哉が「えっと、じゃあ次回は来週金曜一三時半で。えっ、そこ埋まってるの？　そしたら、その次の日の一一時は？　えっ、そこもダメ？　どうしよう、新しいドラマ入っちゃうんだけど」と交渉しているイメージがどうしてもできないのだ。急に歯が痛くなったら、私たち平民は歯医者に電話をする。「今からいいっすか？」と言えば、「予約済みの人がいるんで今すぐってわけにはいかないけど、来てくれれば空き時間に」と返ってくる。キムタクは急に歯が痛くなったらどうするんだろう。知り合いがいたら彼に聞いてほしい。

以前、とある芸能界の大御所を取材しようと会議室で待っていたら、その人が入口の段差に気がつかず転倒してしまった。足が少し腫れているようだったので、取材を中断し、かかりつけの病院に行くという。時間がないので道中でインタビューしてくれと言うのでタクシーに乗り、病院にも同行した。病院には何人か並んでいたのだが、マネージャーが受付で「すみません、○○なんですが」と言うと、その○○さんは優先的に診察室に入っていった。自分の中の芸能人のイメージが強化された瞬間だった。

花粉症の時期になると、テレビに出てくるアナウンサーやキャスターが、「いやー、すっかり花粉症の季節ですね、嫌になってしまいます。もうティッシュが手放せなくて。目がショボショボしちゃってもう……」などと言う。そのくせ、画面に映る様子を見ても、なんだかあんまり辛そうではない。長年、花粉症と付き合ってきた自分は、ここでも雑なイメージを発動させる。「こいつら、なんか特別な治療を知ってるんだな」。ここ最近、ラジオ番組で話す仕事が増え、花粉症のアナウンサーと一緒になるたびに「なんで花粉症なのに、大丈夫そうに仕事してるんですか?」と聞くと、「大丈夫じゃないですよ。市販の薬でなんとか抑えているだけで。でも、オンエアになると気合いで乗り越えられるというか……」。そうか、プロ根性だったのか。

花粉症ではない人は、花粉症の人をどこかで軽視している。「大変そうだけど、まぁ、だからといって」という具合。よく、「メディアは社会を映す鏡」なんて言われ方をする。だから、テレビに映るプロは花粉症を我慢しないでほしい。「本日の日経平均ですがブァックション!」とくしゃみをしたり、CM明けで「洟水が止まらないため、ティッシュを鼻に突っ込んだ状態でお届けします。国会ではいよいよ議論が」と話し始めたりしてほしい。

青春映画のラストシーンにありがちな、卒業式の日の告白シーンは大抵、校庭とか屋上とか河川敷とか屋外で行われがちだが、二人いればどっちかは花粉症だと思うので、「花粉症だからここに来て」みたいな感じで屋内にしてくれると、花粉症の私は納得するし、芸能人を指差して、「あいつら、どうせ特別な治療してんだろ！」と言わなくなるかもしれない。

たけだ・さてつ：花粉症歴30年。ライター。著書に『紋切型社会』『日本の気配』『マチズモを削り取れ』『べつに怒ってない』『なんかいやな感じ』『テレビ磁石』などがある。TBSラジオ『武田砂鉄のプレ金ナイト』パーソナリティ。

季節は巡り、時代は巡る

稲垣栄洋

〈ふあっ、ふあっ、ふわっくしょん！〉

今年もこの季節がやってきた。花粉である。

花粉予報では、「今日は少ない」と言っているが、多いか少ないかは関係がない。花粉はあるかないかである。一粒でも飛んでいれば、私の鼻の花粉センサーは敏感に反応し、クシャミが止まらなくなるのだ。たとえ、雨が降っていても、「この部屋は花粉が舞っている」と瞬時にわかる。人間のセンサーというのは、本当にすごいものだ。

私が花粉症になったのは四〇代になってからである。うららかな季節であったはずの春が、今では、一番、憂うつな季節になってしまった。

しかし悪いことばかりではない。大きなマスクで顔を覆い、眼鏡の上からオーバーグラスを掛け、まるで宇宙服をまとうかのように、外気を遮断していると、よほど怪しく見えるのだろう、もう誰も声を掛けてこない。オーバーグラスの中の世界は邪魔が入らない自分だけの空間で、意外と仕事がはかどるのだ。しかも、眼鏡を外して目をかくと、この世のものとは思えないほど、気持ちがいい。あまりかきすぎると血が出てくるが、この気持ちよさは、花粉症の人でしかわからないだろう。花粉症でない人が本当に気の毒である。

花粉症の原因となるスギやヒノキは裸子植物である。この仲間は、風で花粉を飛ばす風媒花である。花粉は他の花に届いて受粉するためのものだが、風まかせでどこに花粉が飛んでいくかわからないから、大量に花粉を飛ばさなければならない。そして、他の「花」どころか、私の「鼻」に届いてしまうのである。

裸子植物は恐竜時代に繁栄した植物である。植物の進化を顧みると恐竜時代の終わり頃に、革命的な進化が起きる。それが、被子植物の登場である。被子植物は、美しい花を咲かせて昆虫を呼び寄せて花粉を運ばせる、虫媒花として進化を遂げた。花から花へと飛び回る昆虫に花粉を運んでもらう方法は、より確実だから、花粉の量は最低限でいい。だから、花粉をばらまくような下品なことはしないのである。

あぁ、スギやヒノキも心を入れ替えて、早く虫媒花に進化をしてもらいたいのだ。

ところが、である。地球の環境が変化すると、雨が少ない荒涼とした土地が出現した。そんなやせた場所では、昆虫が少なく、ただ、風だけが吹きすさんでいる。そこで、一部の植物は再び、風媒花へと進化を遂げた。それが、花粉症の原因となるカモガヤやブタクサなど、進化した風媒花である。

せっかく、風媒花から、花粉を飛ばさない虫媒花に進化をしたのに、一周回って、また元の風媒花に進化をしているのだ。いったい、植物の進化は何をしているのだ！

いつの世も季節は巡り、時代は巡っていく。そして、今も花粉は飛び続けているのだ。

私は悠久の時の流れに思いを馳せた。


〈ふあっ、ふあっ、ふわっくしょん!〉

私の鼻は、たった一粒の花粉でさえも探知する。さては、花粉が紛れ込んだか。

とはいえ、本当は他の花に飛んでいって受粉したかったろうに、こんなところに行き着いて……お前もつらい存在だな。私は花粉を思いやった。

〈ふあっ、ふあっ、ふわっくしょん!〉

えっ、今は花粉症の季節ではないって?

だとしたら、「何と寛大な心の持ち主なんだ!」と、誰かが私の紳士ぶりを噂しているに違いない。

いながき・ひでひろ:静岡大学農学部教授。植物をこよなく愛し、ときに、心から嫌う植物学者。知人には、イチゴ花粉症、キク花粉症を発症した育種家や、花粉症に悩むスギの研究者がいる。

花粉のトリクルダウン

東千茅／樫

毎年、スギ花粉が飛散する季節になると水洟が垂れてくる。わずらわしくはあるものの、人の少ない田舎での外仕事の多い生活においては大きな問題とはいえない。たしかに作業中、つねにむずむずする鼻からたらたら流れてくるものがあるのは気になる。だから時折は手ぬぐいで拭ったり、手をとめてティッシュで洟をかんだりするけれども、だいたいはそのまま垂れ流すこととなる。そこには、際限なく湧いてくるものに一時凌ぎをする徒労を避ける気持ちもあるし、洟垂らしの間抜けな姿を誰に見られることもない気楽さもある。

それに、スギ花粉に対してあまり強く出られない事情もある。スギからは花粉のほかに恩恵も受け取っているからだ。スギはまっすぐに伸び、成長も早く、材質は柔らかいので加工しやすい。そのため、たとえば物置を建てたり木箱を作ったりと、ちょっとしたものを自作するにあたってスギ材はとても使い勝手がいいのだ。この特質を知れば、昔の人が山に植える木として多くスギを選んだことも頷けない話ではない。それにしても大量に植えすぎだろうとは思いつつ、ともかくこうした次第でわたしは風が運ぶ春の徴《しるし》の一つに鼻をつまみながら目をつぶっている。

ただ、記憶も洟水とともに流れ去ったのかもしれない。生活柄そこまで悩まされていないからか、毎年のことにもかかわらず花粉症になっている時の経験をあまり覚えていない。

そんなことを友人に話したところ、わたしが思いきり洟水を垂らしている写真が送られてきた。それは三年前の春、物置小屋を建てている時のものだ。記憶が蘇ってきた。わたしは地上三mほどの高さの桁の上にスギの垂木を設置していて、友人は下から作業風景を写真におさめてくれようとしていたのだった。おりしもスギ花粉の季節で、わたしは猛烈に洟が垂れてきているのを感じていたが、しかし何も拭くものを持っていなかった。作業を片付けてしまう必要もあったから、「あああ〜、洟水！」と情けない鼻声で注意喚起をすることしかできなかったわけだ。結果、洟を垂らしながら作業する写真を撮られたわたしと、落ちてきた洟水が服にかかった友人がいた。

背の高いスギから発散された花粉が、少し高い場所にいる人間Aの鼻を経由したのち、Aの洟水に混じってその下にいる人間Bのもとへ落下することを、花粉のトリクルダウン現象とでも名付けようか。この現象はよく晴れた春の日にきわめて稀な状況で発生し、誰も幸福にはしないものの笑いを誘発しはする。そして花粉のトリクルダウンは幻想ではない。

© 西田有輝

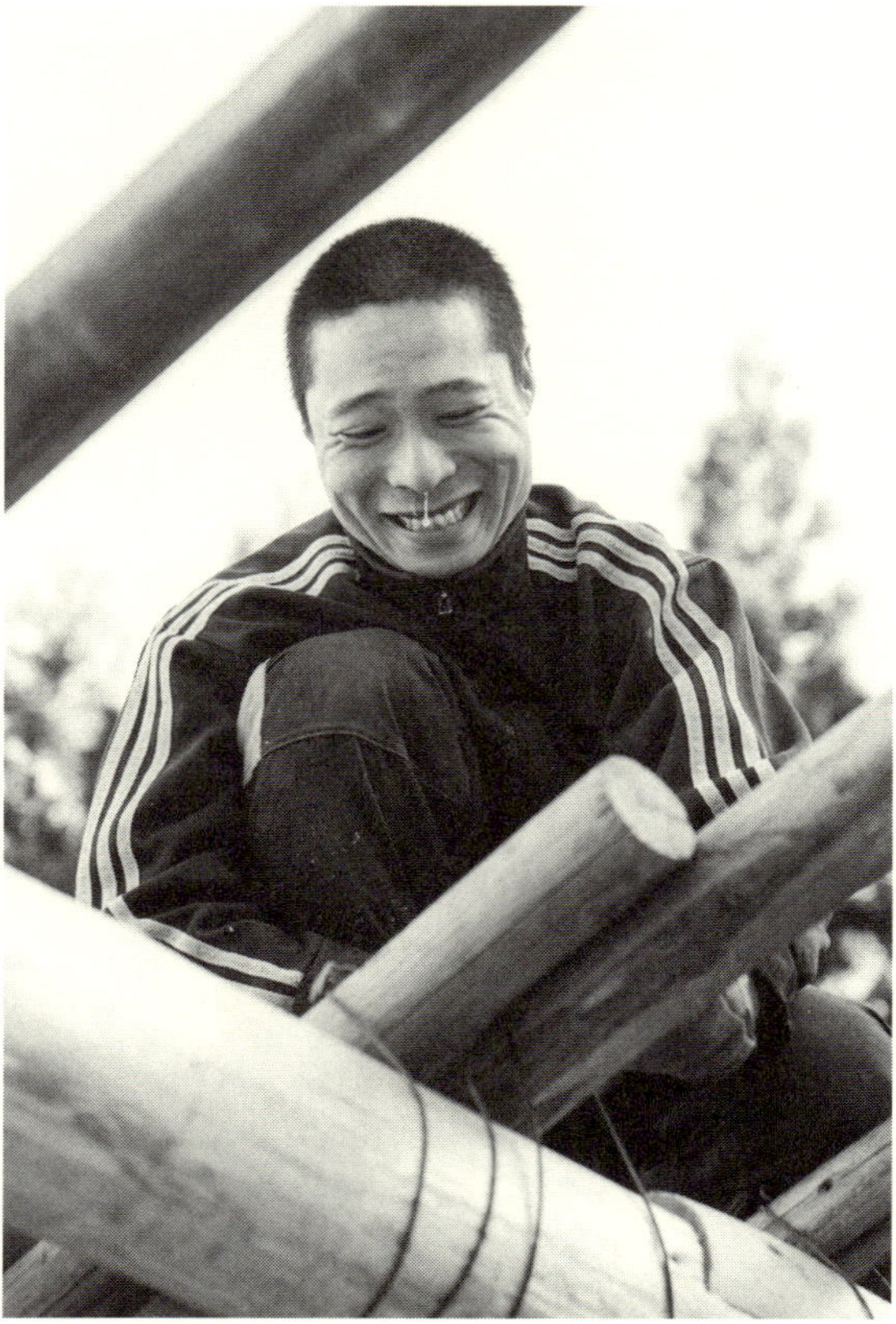

あづま・ちがや／かし：花粉症歴13年。1991年、大阪府富田林市生まれ。2015年、奈良県宇陀市大宇陀に移住。以後、里山生活をおくる。2021年春から人生を棍棒に振りはじめる。里山制作団体つち式代表、全日本棍棒協会会長、棍棒飛ばしチーム大宇陀神殴仏s主将。著書に『つち式』『人類堆肥化計画』『棍棒入門』など。

風邪だか花粉症だかわかりません

高橋久美子

「かーぜだか、かふんしょだっかわっかりません！　かーぜだか、かふんしょだっかわっかりません！」

　ひたすら、こうシャウトするバンドがおりました。徳島の地元バンドだったと思うが、バンド名もメンバーも思い出せない。それなのに、春になると毎年脳内でこの曲がエンドレスリピートされる私は、風邪でも花粉症でもありません。

　ライブ会場で「めっちゃわかるわー」と、洟をずるずるさせながら共感している人々。目をうさぎみたいに赤くうるうるさせちゃってさ。私達、非花粉症の人々から見ると、その「俺たち大変だから」感がちょっと格好良く見える。それは、さっきまで楽しく話していた恋人がいつのまにか喫煙室へ消えて私には見せないB面っぽい表情で話している姿を見かける瞬間に似ている。おお、こっちがほんまの姿なんかと、ガラスの向こうからほんのり匂ってくる煙を羨ましく思う。同じように、お酒を飲む人飲めない人。猫を飼う人飼わぬ人。宝くじを買う人買わぬ人……。隣同士に座っても、何年付き合ったとしても縮めることのできない距離がある。そもそも人生においての地軸の傾きが若干違うのだ。

　ある日のこと、シンガーの友人が近々鼻の奥を焼くんだと言った。いやいや、焼くって響きが怖すぎるわ。そこまでせんでもたかが花粉症でしょう？　彼女は、花粉症がひどくステージで声が上手く出せないと言った。まさに風邪だか花粉症だかわからない状態、というかもはや風邪が何ヶ月も続いている感じだったのだ。スポーツ選手がレーシックをするように、歌うたいが鼻の奥を焼いて花粉症を軽減させることは、わりとスタンダードになりつつあるのだそうだ。

もしかして花粉症というのは大変な病なのではないか……。来年も再来年も春になれば絶対に逃れられないんだもの。「花粉症」などという生易しい名前がよくない。埋没した親知らずの抜歯についてももっと大げさな名前にすべきだと思ったが、これもその類である。もっと、こう、「全身洟水化症候群」とか「ズルズルカイカイ血流炎」みたいなのっぴきならない名前にしておかなくちゃ。そうでもしないと、非花粉症者から見たら、毎朝小さな薬を飲み洟をかむシューゲイザー的マスク集団に見えてますから。とはいえ、その一件以来、私は心底花粉症でなくてよかったと思うようになった。

でも、新聞で見かけたんです。アメリカの研究で、花粉症の人の方が病気になりにくいことが分かったという記事。体内に異物が入ってくることに対しての拒否反応なんですね、あれって。それらを、躊躇なく受け入れてしまっている非花粉症者の方がウイルスに狙われやすいということだった。そりゃそうや。あんな屈強な人たちがズルズルカイカイしているのに、インフルエンザに毎回かかっているようなひ弱な私が逃れられるわけがないわ。深い溜息とともに、私はますます花粉症の人々に羨望の眼差しを向けるようになったのだった。

たかはし・くみこ：花粉症歴0年の作家、作詞家。1982年愛媛県生まれ。バンド「チャットモンチー」のドラム、作詞担当として活動後、2012年より作家に。近著に、エッセイ集『いい音がする文章』『わたしの農継ぎ』、小説集『ぐるり』など。原田知世、大原櫻子などミュージシャンへの歌詞提供も多数。

ひとつ屋根の下

光用千春

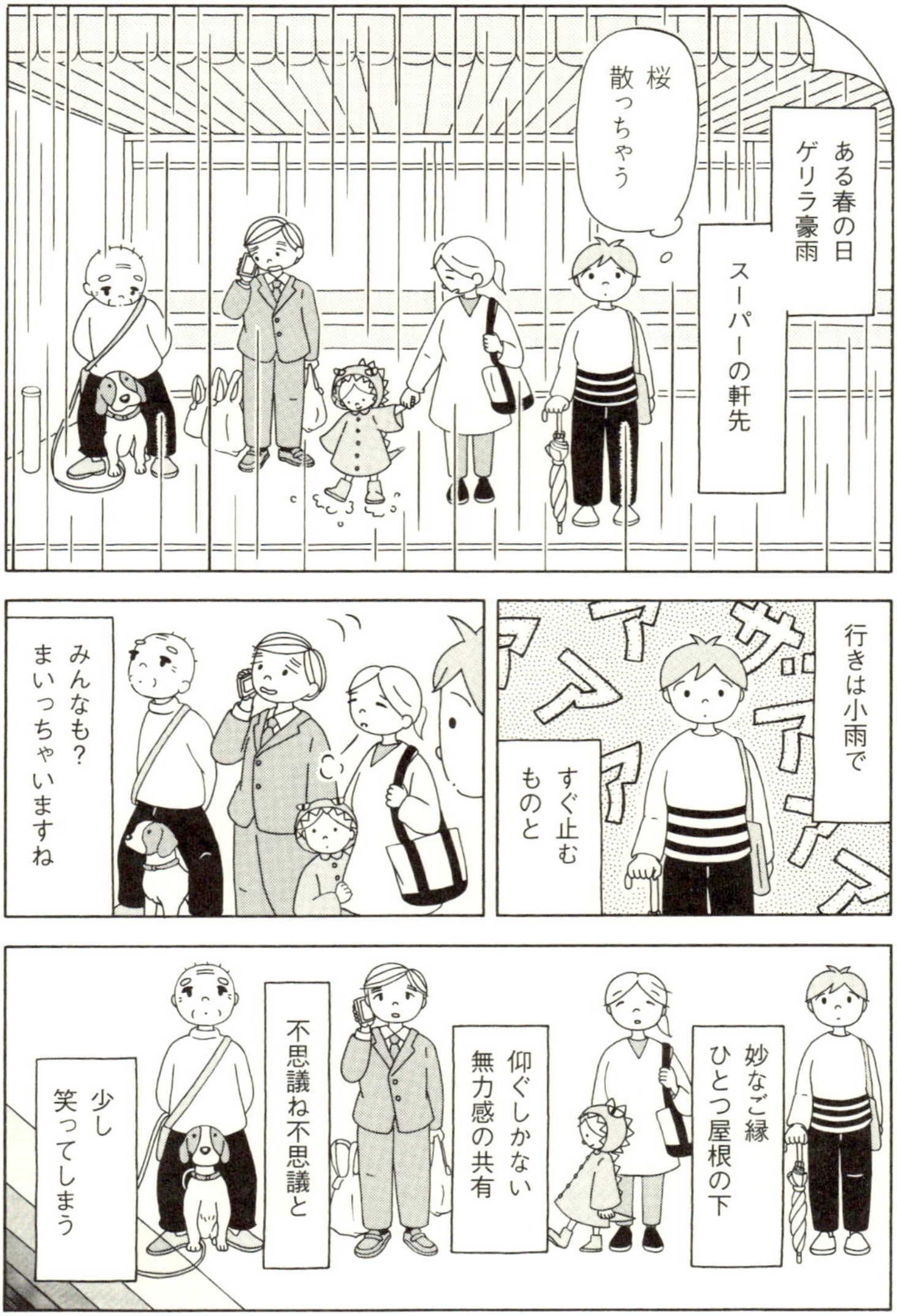
ある春の日
ゲリラ豪雨
スーパーの軒先
桜
散っちゃう
行きは小雨で
すぐ止む
ものと
みんなも?
まいっちゃいますね
妙なご縁
ひとつ屋根の下
仰ぐしかない
無力感の共有
不思議ね不思議と
少し
笑ってしまう

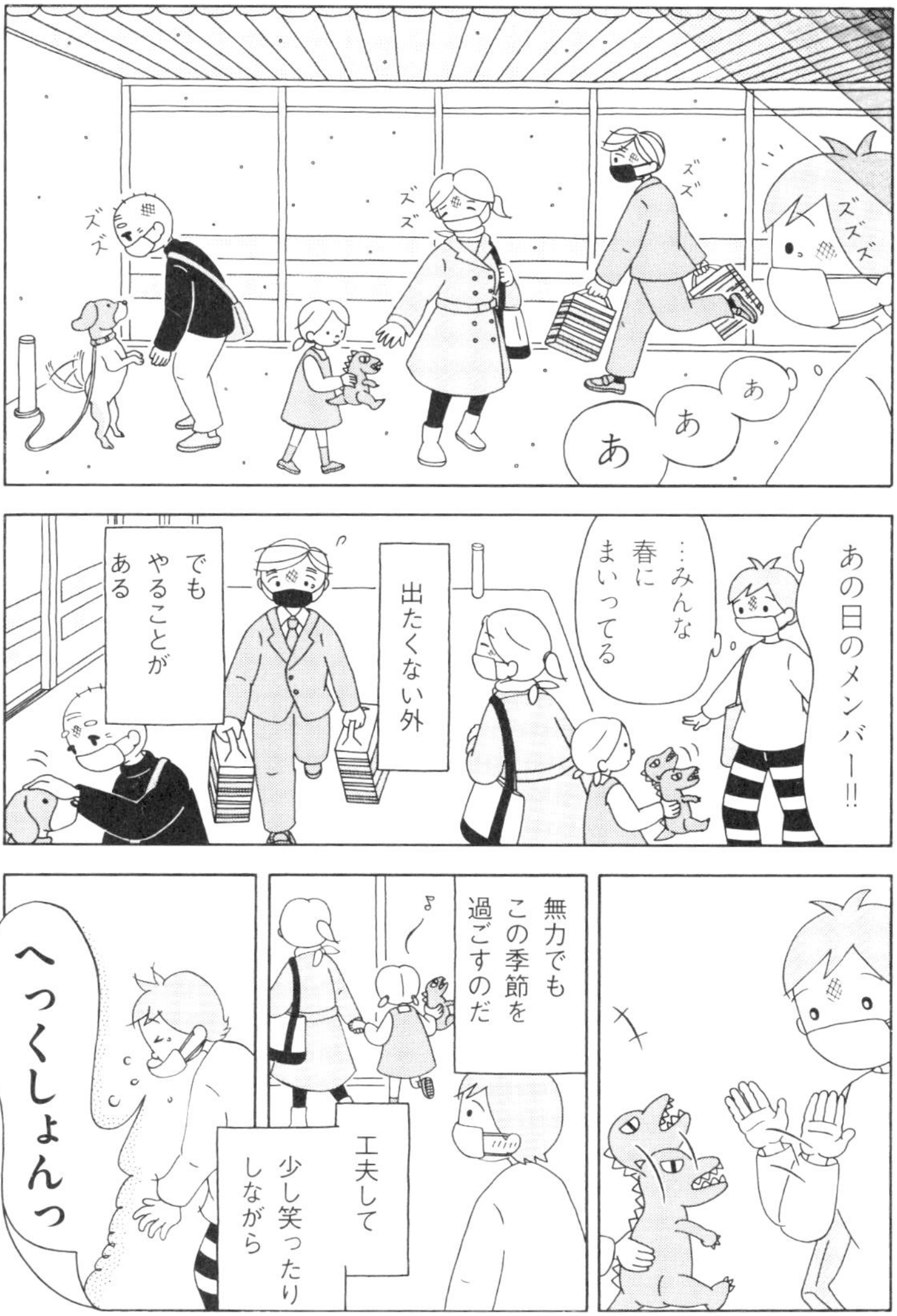
ズズズズ
ズズ
ズズ
ズズ
あ あ あ
あの日のメンバー!!
…みんな春にまいってる
出たくない外
でもやることがある
無力でもこの季節を過ごすのだ
工夫して少し笑ったりしながら
へっくしょんっ

みつもち・ちはる：花粉症歴だいたい10年ほど。毎年ヨーグルトや甜茶や色々試すが、何が自分に合って合わなくて改善してるのかしてないのか判明しないまま春が終わっています。漫画家、イラストレーター。『ビッグコミックオリジナル増刊』にて「次の整理」連載中。著書に『コスモス』、短編集『たまご 他5篇 光用千春作品集』がある。

母と息子のＤＮＡ

五十嵐大

毎年、春になると一日のはじまりに欠かさないことがある。「今日の花粉飛散情報」をチェックすることだ。確認するエリアは二か所。私が暮らす東京都ともうひとつ、宮城県だ。


花粉症が酷くなったのは、東京に出てきてからだった。幼い頃はなんともなくて、くしゃみ、洟水《はな》に悩まされている祖母や母を見ては不思議に思っていた。そのときはまさか、自分も大人になってから同じように苦しむだなんて想像もしていなかった。

上京してからの数年間、インテリアショップで働いていた頃は本当に春が憂鬱だった。店頭でくしゃみばかりしていると、店長からしばしば迷惑そうな顔をされた。

「おばあちゃん、花粉症ってどうすればいいの」

堪らず、電話で祖母に相談したこともある。答えは、どうにもならない、だった。

「それにしても、あんたはやっぱりお母さんに似たんだねぇ」

「そんなところで似ても嬉しくない」

電話を切ると、盛大なくしゃみをする母の姿が浮かんだ。重度の花粉症だった母は、春になるといつも、泣きそうな顔をしていた。

宮城で生まれ育ち、二〇歳を過ぎてから上京した。理由は「家族と離れたかった」から。幼い頃から、自分の家族がふつうではないと自覚していて、また、周囲からそう見られてしまうことに傷ついてもいた。だから、知り合いのいない東京という地で、その他大勢の人たちに紛れるようにして生きることを選択したのだ。

それなのに、花粉症なんかで家族のつながりを強く認識させられるなんて――。祖母から「母に似ている」と言われた瞬間は、煩わしいという感情しか湧かなかった。

でも、物書きになって、自分の家族について、特に母について執筆するようになってから、その気持ちが少しずつ変わっていった。

私が生まれた一九八三年当時、優生保護法というものが存在していた。これは障害者や難病者に対し、「子どもを産まないように」と強制不妊手術を施すという悪法だ。被害に遭ったのは約二万五〇〇〇人にものぼる。そんな時代に、母は私を産み、育ててくれた。

「もしも子どもの耳も聴こえなかったらどうするの」

残酷な言葉を受けながらも、母は決断した。ろう者として母親になることを。

その事実を知ったとき、打ちのめされるような思いがした。母の愛情は、覚悟と表裏一体だったのだ。そう考えると、母から受け継いだものの一つひとつが愛おしくなった。癖のある丸字、ちょっと濃い目の味付け、虫歯知らずの歯、他人の話ですぐ涙してしまうところ。数えればキリがないくらい、私のなかに母の欠片《かけら》が息衝いている。そしてもちろん、重度の花粉症もそのひとつだ（正確には遺伝しないといわれているらしいけれど）。

いま、私は東京で、母は宮城で暮らしている。耳の聴こえない母と遠くからやり取りするのは容易ではない。でも、不思議と寂しさは感じない。つながっている、という感覚があるから。

明日も明後日も、私は花粉飛散情報をチェックしては、母のいる宮城に思いを馳せる。私がそうしているとき、きっと母も、東京に舞う花粉量を知っては、私のことを心配してくれているだろう。

いがらし・だい：１９８３年、宮城県塩竈市生まれ。花粉症歴20年。作家。２０２４年、『ぼくが生きてる、ふたつの世界』を原作とした実写映画が公開される。他の著書に『エフィラは泳ぎ出せない』『「コーダ」のぼくが見る世界』など。

頑固じいさんと湧水

秋谷りんこ

私は、看護師として一〇年以上病棟で働いていた。

当たり前だが、看護師でも花粉症になる。かく言う私もそのひとり。この際だから、声を大にして言いたい。花粉症を抱える看護師、大変すぎる！

ある高齢の男性患者さんがいた。Aさんとしておこう。Aさんは、お食事の手伝いが必要な方だった。頑固で無口で、自分の思った通りに物事が進まないと機嫌を損ねてしまうような、ちょっとわがままな患者さん。看護師たちは試行錯誤しながら、Aさんがスムーズにお食事をとれるように工夫していた。

ある春の、あたたかく晴れた日、私がお昼ごはんの担当になった。

いつも通り、無言でムスッとしているAさん。私は声をかけながら、ひとくちずつスプーンに料理をのせて口元へ運ぶ。渋々ながら、食べてくれるAさん。

そのとき、タイミングの悪いことに私のマスクの下で洟が垂れてきた。無粋な花粉は病室にも飛んでくる。

思わず、ズッと洟をすすった。

次の瞬間、Aさんがバッと顔をあげた。じろりと見つめる視線が突き刺さる。その目には不快感がにじんでいた。

……やばい。たしかに、食事中に洟をすする看護師なんて嫌だ。汚らしいし、気分が悪いだろう。

でも、洟は容赦なく垂れてくる。

ズッ。またすすってしまった。無意識だ。

「すみません」

私は謝る。悪いのは私じゃなくて花粉なのに！　いや、私が悪いのか……。

とにかく、もうすすってはいけない。ティッシュで拭けばいいのに、と思う人もいるだろうか。でも、できないのだ。看護師の手は常にきれいでなければならないから。洟を拭いたら、一度ナースステーションに戻って手を洗う必要がある。でもそんな時間はないし、食事を中断されたAさんは、機嫌を損ねて食べてくれなくなってしまうかもしれない。

私は鼻の下の冷たさに耐えながら、いつもより長く感じる食事介助をなんとか終えた。

ナースステーションに戻り、うーんと頭を悩ませる。Aさんの食事介助はもうしばらく必要だ。でも、花粉は全盛期。まだまだ症状は続く。

考えた結果、私は鼻の穴にティッシュを詰めこんだ。ちょっと鼻声になるけれど、途中で洟が垂れてくることはない。見た目は、かなり間抜けだ。看護師を「白衣の天使」なんて呼ぶことがあるけれど、美化しすぎにもほどがある。マスクをはずした姿を見せたら、Aさんは入れ歯とともにお食事を吹きだしていたかもしれない。でも、優雅な白鳥だって水中では必死に足をもがいているというではないか。鼻に詰められたティッシュだってマスクをしちゃえば見えないし、背に腹は代えられない。

そうして私は、翌日からのAさんの食事介助を乗り切ったのだった。

今私は看護師を退職して、自宅で執筆の仕事をしている。Aさんの目つきを思い出すたび、何とか乗り越えた自分に、少しだけ誇りを感じる。そして、我慢せずに洟をかみ大きなくしゃみをしながら、今も現場で働く元同僚たちに思いを馳せ、ひっそりとエールを送るのだった。

あきや・りんこ：花粉症歴は、約20年。1980年生まれ、神奈川県出身。横浜市立大学看護短期大学部（現・医学部看護学科）卒業後、看護師として10年以上病棟勤務。退職後、メディアプラットフォーム「note」で小説やエッセイを発表。「ナースの卯月に視えるもの」がnote主催の「創作大賞2023」で別冊文藝春秋賞を受賞し、24年に本作でデビューした。

サブカルをこじらせて花粉症になった

木爾チレン

花粉症になった日を、はっきりと覚えている。大学三年生の春だった。

私は河原町の四条河原町阪急の前のビルに入っていたブックファーストにいて、デザイン関係の本のコーナーを眺めながら、センスを磨いている自分に酔いしれていた。

だがあの頃、私のセンスは迷走していた。例えばその日は新しく下ろした、フランシュリッペのドッキングワンピースを着ていて、ビスケット柄のトレーナーにチュールスカートが縫い合わされた個性的なデザインは、友人たちから悉《ことごと》く不評だった。勿論フランシュリッペに非はない。独自の世界観を貫く最高にガーリーなブランドである。ただ、それまでCanCam系のファッションで頑張っていたので、いきなり森ガールを極めたような服装になり、友人たちは困惑したのだろう。今思えばギャルっぽい化粧をしていた私には、あまり似合っていなかったかもしれない。でもそんなことは、気にもしなかった。私はただ、フランシュリッペの洋服に焦がれていた。

そう。お察しの通り、当時の私は酷くサブカルをこじらせていた。

そしてデザインの本ではなく、山崎ナオコーラさんの小説を選んだあとだった。私は出会ってしまった。レジ横の棚に陳列されていた、HOLGA《ホルガ》というトイカメラに。そのレトロ感のあるフォルムに吸い寄せられると、迷わず手に取り、フィルムと共にレジへ運んだ。今でいうエモい写真に憧れながらも、一眼レフを買う余裕がなかった私のサブカル欲を満たしてくれる品に違いなかった。しかも正方形で現像されるというのだから、堪らない。私はカメラを抱え、浮き立つ気持ちで、ビルを出た。

その刹那だった。春の風が頬を掠め、鼻の奥で何かが這っているようなむず痒さを感じたかと思うと、盛大なくしゃみが出た。瞬時に、私の脳裏には、あるエピソードがよぎった。女子校生時代、『週刊少年ジャンプ』購読女子だった私は『ピューと吹く！ジャガー』という漫画のオタクだった（黒歴史だが二次創作まで書いていた）。その漫画の主人公であるジャガーさんは筋金入りの花粉症で、くしゃみが尋常ではない。くしゃみ↓ほしゃみ↓でしゃみ↓おしゃみと段階づけて強まるのだが、彼は最終的に「おしゃみ」で体中が洟水でビショビショになる。

私は、まさにジャガーさん状態になっていた（体中は言い過ぎだが）。

でも女子力が皆無ゆえに、ティッシュもハンカチも持っていなかった。ましてや、新品のフランシュリッペの洋服で洟水を拭くことなど、できるはずもない。結果的に、洟水を垂らしながら、私は走った。チュールスカートがひらひらと揺れた。目が痒くて、信じられなかった。花粉症になったのだと悟った。けれど、絶望していなかった。むしろ人生が突然変化したことに、楽しさすら感じていた。ＨＯＬＧＡを手に入れ、カメラ女子の称号を得たように、自分に新たな属性が加わった気がしてうれしかった。それくらい酷く、こじらせていた。

きな・ちれん：花粉症歴16年。京都府出身。大学在学中に執筆した短編小説「溶けたらしぼんだ。」で第9回「女による女のためのR－18文学賞」優秀賞を受賞。『静電気と、未夜子の無意識。』でデビュー。著書に『みんな蛍を殺したかった』『神に愛されていた』『二人一組になってください』などがある。

疑惑の春

竹田信弥

実家の庭には立派な桜の木がある。三月下旬に蕾が膨らみ始め、暖かい日が続くと一気に花が咲く。満開の桜を見上げながら、毎年思う。「鼻の穴が閉じたら、どんなに楽だろうか」と。アシカのように。実際に自分の顔がそうなったら少し怖いけれど、それでもいい。

ここ四、五年の間に、じわじわと花粉症になってきた。認めたくなかったが、認めざるを得ない、証拠が揃ってきた。

三五歳までは花粉症とは無縁の人生だった。父は重度の花粉症で、全ての季節の花粉にやられているようで、年がら年中くしゃみと洟をかむ音を奏でていた。子供ながらにうるさいなぁと思っていたものである。今となっては謝りたい。

予兆はあった。季節の変わり目に、特に寒い日々から暖かくなりはじめた一日目に涙が止まらなくなる。普段は窓際で寝ているのだが、明け方になると目の周りが痒くなり、太陽が部屋に差し込む頃には、涙と洟水が止まらない。これはハウスダストだ、風邪の引きはじめだ、と自分に言い訳をしていた。

のらりくらりと誤魔化してきたのだが、出演しているラジオで大変な目にあった。スタジオにいた皆がその日の花粉の辛さを訴えていた。自分は花粉症かもしれないと思いながらも、まだ大丈夫だろうと高を括っていた。本番が始まった途端、鼻の奥が痒くなり、くしゃみを必死に堪えながら話し続けていると、呼吸、くしゃみ、洟水のタイミングが重なり、声が出なくなり、溺れかけたのだ。生放送だったので放送事故寸前だったが、間一髪「あううう~、曲にいきましょう」と繋ぎ、その場を凌いだ。とりあえず市販の花粉症の薬を飲んでみようと決めた。

そして決定的な出来事が、昨年の春に訪れた。都市養蜂の取材で、都会のビルの屋上にある養蜂場に行った時のことだ。それほど広くはないスペースに、巣箱が設置され、数万匹の蜂がいるという。地域の花から蜜を集めているらしい。ちょうど蜂蜜の採取時期で、搾蜜作業を手伝わせてもらうことになった。今考えると、恐ろしい。蜂は蜜と一緒に、花粉も運んでいるのだ。蜂に刺されないための防護服を脱いだ途端、目が痒くなり、洟水が止まらなくなった。と同時に鼻詰まりも酷くなり、次第に頭痛までしてきた。みるみるうちに体調が悪化していった。今、この文章を書いているだけでも、目が痛くなってくる。

さすがにこれは認めざるを得ないと「花粉症だと思うので病院に行く」と妻に言うと「あなたはくしゃみも少ないし花粉症じゃない」と一言。え？　どうやら、彼女曰く自分は鼻炎と花粉症が酷くずっと苦しんできたので、それに比べてまだまだ症状が軽すぎるということらしい。同胞になれたと思ったのに。

病院で診断してもらえば、妻も納得するだろうと思い、子供の通院のついでに「自分、花粉症かもしれません」と先生に伝えた。すると突然同席していた妻が「この人は大袈裟なんです」と横槍を入れた。先生は苦笑いをしながら、私の鼻と喉を見たあと、空気を察したのか「それほど荒れてないので少し様子を見ましょう」と言って薬を処方してくれなかったのだ。

やっと花粉症であることを自分で認めたのに、誰からも認められないとは！もし自分の子供が、花粉症になったかも、と言ったらどんなに症状が軽くてもすぐに認めてあげると誓おう。

後日、ひとりで病院に行って花粉症の薬を処方してもらうことができた。晴れて認められたのだ。めでたしめでたし、なのかな？

たけだ・しんや：花粉症歴2年。双子のライオン堂書店主。文芸誌『しししし』発行人。単著に『めんどくさい本屋』、田中佳祐との共著に『街灯りとしての本屋』『読書会の教室』、その他の共著に『これからの本屋』『まだまだ知らない 夢の本屋ガイド』がある。月に読書会を10本ほど主催。

ぼくのオーバーホール

栗秋正寿

ぼくが花粉症の洗礼を受けたのは、小学六年生のときだった。大分県日田市には父の実家があり、一一歳から三年半ほど曾祖母や祖父母と親子四世代で暮らしていた。スギの山林に小川が流れ、自前の田畑がひろがるのどかな風情。稲刈りやかけ干し作業をする祖父母を、手洟をかんで手伝っていた記憶がある。祖父から教わったカガシラ（毛バリ）でハエ（オイカワ）を釣ったり、渓流へアマゴ釣りに友だちと自転車で出かけたり、自然のなかで遊ぶことに夢中になった。

一五歳のとき、北アルプスを舞台にした映画を観て感動し、高校の山岳部で登山をはじめた。大学山岳部でも活動していた二二歳のとき、バイクの整備中に誤って指先一本を切断して失った。挫折感のなか、早く登山に復帰したい一心でリハビリに励んだ。この事故をバネに諦めていた海外の山を登りたいと強く思った。身近にデナリ（米国アラスカ州、マッキンリー、六一九〇ｍ）登山の経験者がいたことがきっかけで、部の後輩と二人で初の海外登山を計画した。翌年の一九九五年七月、北米最高峰のデナリに登頂。そのとき抱いたアラスカのスケールの大きさや神々しさ、自然への畏敬の念は、今も変わらない。

アラスカ山脈の中央部にはデナリ、フォレイカー（五三〇四ｍ）、ハンター（四四四二

m）がそびえ、アラスカ三山と呼ばれている。初めてデナリに登頂したとき、雲海に浮かぶこの二つの山の頂にも立ちたいと思った。それから二〇年以上、毎年のようにアラスカ三山へ通い続け、三回目の遠征以降はすべて冬季単独登山を敢行した。一九九八年にデナリ、二〇〇七年にフォレイカーの冬季単独登頂を達成。標高こそいちばん低いものの、最難関とされるハンターに九回挑戦していずれも敗退した。冬の単独行は合計一六回、延べ八四六日におよんでいる。

冬のアラスカ山脈の環境はときに氷点下五〇℃、風速五〇m。人を拒絶するような極寒と暴風雪の世界だ。しかも冬の登山者はぼく一人だけなので、半径八〇㎞圏内が完全な無人地帯であり、真の冒険登山ができる希有なフィールドともいえる。

二〇一〇年冬のハンターは、最終キャンプの雪洞で一六日間待ったが、悪天候のため登頂チャンスはなかった。急峻な尾根では腰まで潜るザラメ雪に悩まされ、まるでアリジゴクの巣でもがくアリのようだった。最多で八回の荷上げを強いられ、ロシアンルーレットを彷彿とさせる雪崩エリアでは肝を冷やした。子どもを授かって以来、下山の際に「まだ山にいたい」から「早く下りたい」という心境の変化があった。温かいシャワーとぶ厚いステーキが待つ麓の町に向かおうとした、ぼくを乗せたセスナ機が氷河上で横転し離陸失敗。怪我もなく、代替機で下山できたのは不幸中の幸いだった。風対策で掘った雪洞には計五三泊し、自己最長となる八三日間の単独行となった。

健康的な登山と対極にある、体力の消耗が激しい冬のアラスカ単独行。帰国後しばらくはアラスカぼけで頭の回転が遅く、雪山での足裏の感触が残り、硬い地面に違和感を覚えてしまう。冬のアラスカ山脈という無菌状態の世界から、雑菌がうようよする街なかに、免疫力の低下した状態で出かけるとどうなるか。風邪をひいて寝込み、花粉症が再発する。症状が進行して副鼻腔炎になると味覚も嗅覚も鈍くなり、毎夜雪洞で夢みた日本食の愉しみが半減してしまう。そして免疫機能が回復してくる初夏に、ぼくのオーバーホールは完了する。

くりあき・まさとし：登山家。花粉症歴40年。１９７2年生まれ。１９９8年冬のデナリから下山後、アラスカ１４００㎞徒歩縦断。２０１１年、植村直己冒険賞を受賞。著書に『山の旅人 冬季アラスカ単独行』がある。

最強の花粉症対策

山本ぽてと

耳の奥がかゆい。就職して二年経った春のことだ。今思えば、あれが花粉症の初期症状だった。次第にのどの痛み、目の痒み、くしゃみ、洟水といった典型的な症状に襲われた。なぜ私が、と思った。生まれ育った沖縄はスギ花粉が少ないため、花粉症の人を見たこともなかった。一八歳で上京し、クシュン、ズルズルと洟をすする友人らを横目で見ながら、大変だなぁと、他人事でいた。沖縄には生えていない薄ピンクの桜の木の下で、酒を飲み、騒ぐ。東京の春は最高だった。

しかし花粉症になった。クシュン、ズルズルとやっている花粉症にどこかコミカルなイメージを抱いていたが、いざ当事者になってみると本当につらい。日本の国策、受粉という生命の営み、すべてを恨んだ。しかも薬を飲んでもなおつらい。片っ端から花粉症対策を調べて試した。レンコンや発酵食品を食べ、しそジュースやじゃばらジュースを通販で取り寄せ、ワセリンを塗って顔をテカテカにし、マイナスイオンのスプレーを吹きかけた。それでもつらい。当然ながら外で飲食するのは危険なので花見はできない。私にとって薄ピンクの東京の春はただつらいものになっていった。

最強の花粉症対策に辿り着いたのは、花粉症になって三年目の春だ。ちょうど就職した会社を辞め、フリーランスになっていた。花粉が多く飛ぶ三月中旬から一か月、沖縄に帰省することを思いついた。

那覇空港に着き、「めんそーれ」の看板が目に入ると、マスクを取ることができる。空気が生温かい。迎えに来てもらった母の車で一時間半ほど北上し、夕日をチラチラ反射する名護湾を見る頃には自分が花粉症であることすら忘れてしまう。そうして一か月を過ごし、お墓の前でピクニックをする清明祭（シーミー）に参加し、祖母の誕生日を祝い、東京に戻る。羽田空港からモノレールに乗ると、桜は散って青々としている。こうした生活を一〇年近く続けている。

私は本来、生活の安定を望み、厚生年金に入りたい堅実な人間なのだが、一か月も沖縄に帰れるフリーランスの自由さゆえに、就職を諦めている。生涯年収は確実に下がった。しかし花粉症の苦しみと比べると些細なことだ。

ただ二〇二五年の春は違う。妊娠し、東京の病院で二月に子どもを産むことになったからだ。まさに今、産院のベッドでこの文章を書いている。沖縄に帰省するという最強の花粉症対策は使えない。出産予定日がわかってからまず心配したのは花粉症のことだった。ネットで検索してみると、心を躍らせる情報に出会った。なんと出産後に花粉症の症状が改善した人がいるらしい。仕組みはわからないが、出産という生命の営みに感謝した。しかしよく調べると、ひどくなった例も多いという。感謝を撤回した。「過度に期待したり、不安に思ったりする必要はない」と医師の執筆したネット記事にはある。科学的に誠実で冷静な態度だ。しかし私は過度に期待してこの出産に臨もうと思う。

やまもと・ぽてと：花粉症歴12年。1991年、沖縄県名護市生まれ。ライター、編集者。人文社会学分野を中心に、インタビューや対談の構成を行う。

花粉より猫がいい

谷川嘉浩

地元は海に近い場所だった。そう聞くと、人は開放的で青春めいた景色を想像するかもしれない。でも海水浴場になりうるような海岸ではなくて、有名企業の工場が順番に立ち並ぶような場所だった。裸足で歩くことの難しい砂浜、足先を浸したいとは思えない不透明な水。そこには窺い知りがたい魚たちの住処で、人間が触れられるようなものではないと感じさせるような、どろりとした質感がある。滞留した潮の香りが、まとめて鼻先に届く。海風が運んでくる空気の重たさ。

風通しがいい街ではなかったが、それでも地元に感謝していることがあるとすれば、私を花粉症にしなかったことがリストの序盤に上がるだろう。工場と住宅がすべてを呑み込んだ街なので、あそこには、文化もなければ、自然もない（歴史ある街だったが、それも工場と住宅に呑み込まれたようだった）。工場と住宅という類型的で親しみある建築物が自然を切り開いたおかげで、私は花粉に苦しむことがなかった。

そんな私も大学に入って京都に住み始めると様子は変わった。盆地とは、無数のアレルギー源に囲まれた環境である、ということだ。地元とは対照的に、文化も自然も（歴史も）ある京都は、花粉を人々に振りかける街でもあった。それでも、地元での蓄積ダメージがなかったので、しばらくは問題なかったのだが、父方の実家のある奈良の山奥に行くことになると、たまに花粉症らしき症状が出るようになった。
「こんなはずでは……」と思いながらも、市内で暮らす分には何の不都合もない。三月前後に鼻が詰まりやすくなるくらい。……いや、それだって花粉症かどうかわからない。診断がつくまでは偶然と区別ができないのだから。そう言い聞かせながら、学部、大学院と進み、症状を否認し続けていた。この頃は、市販薬でごまかせる程度の症状だったとも言える。

そして、運命の二〇二一年がやってきた。この年の四月に、保護猫を引き取ったのである。名をしおんという。しおんは多頭崩壊の飼育現場から、保護施設をいくつか経由して、私がお世話になった施設に迎えられた。細切りした白ネギのような存在感あるヒゲがかわいらしいのに、施設では大人になっても引き取り手が現れなかった（保護施設の猫にも「人気」の有無があり、子どもほど引き取られやすい）。私は大人を引き取るつもりだったので、写真をみてピンときていた彼女を決め打ちで迎えることにした。

しおんは警戒心の強い猫で、それはいまだにそうなのだが、不思議なほど甘えたがりで、何時間でも撫でてもらいたがる。静電気が起きても、撫でて出てきた抜け毛が顔にかかっても、ずっと撫でてほしいと甘える。撫でるしかない。そうした抜け毛を吸っているうちに、私は猫アレルギーになった。猫を引き取って数か月目のことだった。コロコロで猫の毛を服からとっても、綿密なブラッシングをしても、最終的には防ぎようがない。
花粉症を否認しているうちに猫アレルギーになったので、実際のところ本当に花粉症なのかはわからない。たぶんそうなのだと思うが、抗アレルギー薬を飲んでいる今となってはわからない。今朝目がかゆいのは猫ゆえか、花粉ゆえか区別がつかないのだ。どちらかというと、猫の方がかわいい。それなら、私は猫アレルギーでいたい。問題なのは文化でも自然でも文明でもなく、猫だったのである。

たにがわ・よしひろ：花粉症歴？年。1990年生まれ。京都市在住の哲学者。京都大学大学院人間・環境学研究科博士後期課程修了。現在、京都市立芸術大学美術学部デザイン科講師。著書に『人生のレールを外れる衝動のみつけかた』『スマホ時代の哲学』『鶴見俊輔の言葉と倫理』『信仰と想像力の哲学』、共著に『ネガティヴ・ケイパビリティで生きる』。翻訳に、マーティン・ハマーズリー『質的社会調査のジレンマ』、シェリル・ミサック『真理・道徳・政治』など。

スギやヒノキから感じる太古の地球

瀬尾一樹

日本はスギ・ヒノキ大国です。何せ日本の国土面積の七割弱を占める森林のうち、三割弱がスギ、ヒノキが植えられた林です。単純計算で、日本の面積全体の二割弱にスギとヒノキが植えられているということになります。

多くの日本人がスギ、ヒノキ花粉症になるのも頷けますね。スギやヒノキは日本で最も多く植えられる木の一つでありながら、日本で最も憎まれている木なのではないでしょうか。

そんなスギやヒノキですが、生き物として見るとなかなか興味深い木でもあります。花粉症に苦しめられている皆さんがその元凶を好きになるのは難しいかと思いますが、「まずは敵を知るところから」くらいの気持ちで聞いて頂けたらと思います。

スギもヒノキも、ちょっと原始的な特徴を持つ植物です。どちらもヒノキ科という仲間に入るのですが、ヒノキ科は古いものでは今から二億年以上前の化石が見つかっていて、少なくともその頃から地球上にいたと考えられています。生きた化石、とまで言って良いかわかりませんが、スギやヒノキは太古の地球で繁栄した植物の特徴を色濃く残しています。

スギやヒノキの葉っぱを見たことはありますか？　よく見るサクラなどの葉っぱとは大

きく異なり、鎌状、うろこ状の小さな葉っぱが枝に圧着してつく形です。枝をすっかり覆っているので、本当の枝は太くなるまで外から見えません。

そして時期になると枝先に雄花や雌花をつける（スギやヒノキなどの花は厳密には花ではないのですが、便宜上花としてお話しします）のですが、特に花粉を受け取る雌花は、普通の葉っぱが少し形を変えて密集しただけのような姿をしています。花粉を出す雄花も、小さなつくしの頭が枝先についただけのような、シンプルなものです。どうしてそんなシンプルな姿をしているのでしょうか。

実は、植物の花と呼ばれる器官は、もとは葉っぱの集まりだったと考えられているのです。元々は枝先に集まる葉っぱの脇などに胞子をつけていたものが、徐々に進化して花びらやがくのような形になった、というものです。スギやヒノキの花は、かなり葉っぱの形が変化せずに残っており、はるか太古の地球で栄えた植物たちの特長を残している……と考えても良いかもしれません。

そんなスギやヒノキの花ですが、開花すると花粉を受け取る雌花から小さな水滴をちょこっと出します。受粉滴と呼ばれるもので、ここに花粉がつくと受粉滴が花粉ごと花の奥に引っ込んで受粉が進みます。受粉滴の大きさは一㎜にも満たないほど。そんな小さなところに花粉を着地させなければいけないので、あんなにたくさんの花粉を飛ばしていたのですね。

あらためて観察すると、スギもヒノキも他の身近な木に比べてかなり変わり者だということがわかると思います。憎いスギやヒノキも、花粉のない時期や写真で観察すると、「憎いけど面白いやつ」くらいの印象に変わるかもしれません（それでもやっぱり憎さが勝つかもしれませんせん）。

せお・かずき：花粉症歴0年。樹木医。道ばたに生える雑草や、身近に見られる樹木の生き様に興奮する。X（旧Twitter）や植物観察会などを通じて、身近な植物の魅力を発信している。花粉症の発症を心底恐れている。

ティッシュ・コミュニズム

綿野恵太

なぜティッシュは盗んでも許されるのか——編集者だったころ、花粉症の季節になると職場に箱ティッシュを持参していた。しかし、デスクの上に置くとあっという間になくなってしまう。編集長がなにくわぬ顔で数枚引き抜いて洟《はな》をかみ、コーヒーをこぼした同僚がごっそり持っていく。しかし、そんなティッシュ泥棒たちを強く責められなかった。なぜなら、ぼくも他人さまのティッシュを失敬したことが多々あったからだ。

さすがに箱ごとは怒るし怒られる。でも、二、三枚ならまあいいか。ぼくたちの私的所有の感覚はあいまいで、ティッシュは共有物《コモン》と自然にみなされる。ティッシュは各人の必要に応じて受け取るべし。ぼくたちは洟をかむとき、無意識のうちにティッシュ共産主義者になる。

ぼくの友人に、コンビニの入り口に置いてあるビニール傘を平気で盗む人がいた。「盗まれたことがあるから盗み返している。みんなが盗み合えば、全員に傘が行き渡るじゃないか」というのが友人の言い分だった。まあ、屁理屈である。でも、ぼくは「盗人にも三分の理があるんやな」と妙に感心してしまった。

最近、贈与や利他が大事だと言われる。自分ひとりで独占せずに、他人に分け与えるべし。この観点からすれば、ビニール傘泥棒は利己主義者にしか見えない。しかし、友人は逆のかたちで贈与や利他を実践していた、とぼくは思うのだ。というのも、贈与と盗みは表裏一体だからだ。贈与とは自分の所有物を他人に与えること。たいして盗みとは他人の所有物を自分に与えることだからだ。盗み合いを通じてビニール傘を分け合っていたのである。似たような屁理屈で、駅前に無断駐輪された自転車を「借りてくる」友人もいた。「ちょっと遠かったから、自転車を一瞬借りた。目的地に着いたら乗り捨てるので、いずれ持ち主のもとに戻るはず。だから盗んではない」というのが彼の言い分だった。

つまり、友人たちにとって、ビニール傘や自転車はみんなの共有物にほかならない。各人が必要に応じて受け取るべきものなのだ。しかし、私的所有制がそのシェアを阻んでいる。友人たちは私的所有制を盗みによってまず否定することで、みんなが贈与し合える＝盗み合える共産主義を実践したわけだ。世間の常識からすれば泥棒だろう。ところが、ティッシュになるとぼくたちも同じ共産主義者として盗んだティッシュで洟をかむのだ。

だが、いまや資本主義はあらゆるコモンを私的所有化しつつある。たとえば、自転車泥棒は私的所有権の侵害としてパクられる一方で、シェアという仕組み自体は電動キックボードのシェアサービス「ＬＵＵＰ」として巧みに商品化されている。ティッシュ共産主義も事態は同じだ。「鼻セレブ」といった高級ティッシュの登場によって、ぼくたちは

「ちょっと失敬」を許さない、鼻持ちならない私的所有者《セレブ》になりつつあるのだ。

花粉症は資本主義とともに生まれた病だ。イギリスでは地主が囲い込み《エンクロージャー》によって零細農民から共有地を奪い、その一部を牧草地に転換したために賃金労働者《プロレタリアート》と枯草熱（＝イネ花粉症）が生まれる一因となった。アメリカのブタクサ花粉症はフロンティアの開拓によってブタクサが繁殖しやすい荒地が増えた結果である。そして、日本のスギ花粉症も戦後復興のために成長が早く加工しやすいスギが大量植林されたためだ（小塩海平『花粉症と人類』岩波新書、二〇二一年）。

しかし、資本主義とともに生まれた花粉症も、いまやビジネスの格好のターゲットになっている。ドラッグストアは薬やグッズであふれかえる。このような資本主義の横暴《マッチポンプ》に対して、われわれティッシュ共産主義者は断固として闘わねばならないのである。

わたの・けいた：花粉症歴22年。１９８８年大阪府生まれ。福島県在住。著書に『「逆張り」の研究』『みんな政治でバカになる』『「差別はいけない」とみんないうけれど。』。共著に『吉本隆明　没後10年、激動の時代に思考し続けるために』など。

症状と自由

pha

仕事を休む言い訳なんてものは、あればあるほどいい。

若い頃は花粉症ではなかったのだけど、三〇代半ばから症状が出てくるようになった。春が近づくと、目がかゆくて洟水が出る。

だるいしめんどくさいけど、同じ花粉症の人たちと連帯感が持てるのはわりと嫌いじゃない。みんなでゆるくスギを憎むのはちょっと楽しい。

春は花粉症で頭がぼーっとするので、あまりがんばらずにゆっくり過ごすようになった。まあ春に限らず、夏は暑いからサボっているし、秋はなんとなく寂しい気持ちでぼんやりしているし、冬は寒いから家の中でひたすら丸まっている。がんばらない理由はいくらあってもいいものだ。

新型コロナウイルスが社会にもたらした変化のうち、よかったことを探すとすれば、熱が出たときに仕事を休みやすくなったことだろう。「毎日休まず出勤するのは当たり前だし、それができないのは体調管理ができてないからで、自己責任だ」という圧が社会から少し減ったのではないだろうか。

それは、コロナが感染症だったからというのはある。人に会うと感染を広げてしまうので休むしかない。

それに比べると花粉症は、感染症ではないし、そこまで症状が激しいわけでもないので、休む理由としては少し弱い。遊びの約束を断るくらいには使えるかもしれないけど、花粉症で大事な仕事を休むのは少し気が引けてしまう。

なんかもうちょっと、健康に深刻な問題がないレベルで、仕事を休む理由、休まなければいけない理由が増えたらいいのにな。そうすれば、もっと働きやすい社会になるはずだ。

例えば、顔が真っ赤に腫れてパンパンになるけど、それ以外の症状は特になくて、一週間くらいすれば何事もなかったように元通りになる病気とか。感染性なので、自宅で休むしかない。そんな病気にみんな二年に一回くらいかかってしまう社会はどうだろう。

「今日の会議は君がいないと本当に困るので、なんとか出てこれないか?」

「行きたいのはやまやまなんですが、私が出社したら社内みんな顔パンパンになっちゃいますよ」

「そうだよなあ……。しかたないな」

いや、顔がパンパンになる以外の症状がないのだったら、リモートで働ける職種なら、今は普通に働かされそうだ。じゃあ、そんなに苦しくないけど、適度に熱が出て難しいことを考えられなくなることにしよう。

大体どんな仕事でも、本気でなんとかしようと思えば誰かが急に休んでも回るものだ。人が病気で休まざるを得ないことが増えると、それが社会全体で当たり前だという空気になってくる。誰かが休んでもそれをカバーする体制が整えられるようになる。そうすると、病気以外の理由でも休みやすくなって、より働きやすい環境になるはずだ。

何もかもが効率的であることを求められる現代社会の息苦しさを中和するためには、人間がコントロールできない要素が重要で、そのもっとも身近なひとつが病気なのだ。

適度な病気の流行は、生きやすい社会を作るかもしれない。そういう病原体を考える仕事につきたい。

ふぁ‥花粉症歴10年。1978年大阪府生まれ。『パーティーが終わって、中年が始まる』など著書多数。文筆活動を行いながら、東京・高円寺の書店、蟹ブックスでスタッフとして勤務している。短歌と日記が好き。

福寿草

北大路翼

嚔《くしゃみ》の似合う人がいる。嚔がサマになるというか、堂々とした嚔の人は見ているだけですっきりする。歳を取ると嚔が大きくなるのは、はじらいがなくなるからというあられもない話もあるが、嚔ぐらいは好きにしてもいいと思う。そんな気持ちのいい嚔といえば美《み》墨《すみ》なぎさを真っ先に思い出す。知らない人に説明すると、美墨なぎさはキュアブラック。二〇年以上続くプリキュアシリーズの初代のプリキュアだ。光の使者なのにブラックというのが奥床しい。普段は活発なラクロス部の女子中学生である。実際にアニメの中でなぎさが嚔をするシーンがあったかどうかは覚えてないが、僕の中では、立派な嚔の女の子なのである。人の噂話に反応した嚔であった気がするが、僕の妄想だったらちょっとヤバいな。ただのプリキュアの見過ぎだ。なぎさはボーイッシュなだけでなく、ダジャレが好きだったり、時代劇が好きだったりどこかオヤジ臭いところもあるので、それも大きな嚔を連想させるのであろう。プリキュアシリーズは女の子が男の子のように戦いたいというところからスタートしているので、女の子がオヤジ臭いしぐさをしてもいいじゃんというのが隠れたテーマにあるのかも知れない。一方パートナーの雪城《ゆきしろ》ほのかことキュアホワイトは人前では絶対に嚔をしなそうだ。したとしてもボリュームを最小限に抑えた嚔だろう。それはそれでかわいいし、本当のことをいえば僕はホワイトの方が好きだったりする。ちなみにキュアピースは嚔のあとに目が潤んでそうだし、キュアカスタードは栗鼠《りす》の囁きのような短くて小さな嚔をするだろう。プリキュアの話をすると切りがないのでここら辺にするが、キャラクターごとに嚔を想像できるのが、嚔の面白いところである。逆にいえば嚔一つでその人となりがわかるのである。

くしやみしてわれがなくなる空の青　　平井照敏

もともと嚔は俳句では、季語の風邪の傍題で冬のものであった。マスクも同様に冬のものであったがコロナ以降はすっかり季節感がなくなってしまった。揚句も念頭には風邪の嚔があっただろうが、ものすごい嚔なので、花粉症の時の嚔だと解釈しても差し支えないだろう。大きな嚔のあとで、空の青だけが眼前にバーンと叩きつけられると、神経とか血管が切れたかと思って焦ることがある。

福寿草くしゃみが腰に応えたぞ　　永田耕衣

こちらも大きな嚔。歳を取ると嚔一つで骨折することもあるそうだ。かくいう僕も肋骨を傷めていて嚔のたびに悶絶している。嫌な時期にケガをしたものだ。福寿草は新年を祝う、おめでたい季語。老化を自嘲しながら、新しい年を迎えられたことを喜んでいる。いかにも俳人的な態度で面白いと思うが、一般の人には変な老人に見えるのだろうなあ。

老僧の唄ふに似たるくしやみかな　阿波野青畝

こちらは静かなキュアホワイト的な嚔である。唄うというので、二、三回続いたかも知れない。どちらにせよ楽し気な嚔だ。つらい嚔も気分しだいで楽しむことができるのである。……といいな、ックションいたた。

きたおおじ・つばさ：花粉症歴35年。幼少期にブタクサでやられて以来、スギはもちろんハウスダストにも苦労している。対処法は煙草をふかしまくって鼻を麻痺させること。俳人。高円寺で俳句サロン「りぼん」運営。俳誌『オトナりぼん』代表。句集に『天使の涎』『見えない傷』『流砂譚』、編著に『アウトロー俳句』など。

すべての道は鼻に通ずる

阿部公彦

先日、仕事の打ち合わせの際に、洋画タイトルの訳語が話題になった。原題と邦題が大きく異なるケースがある。たとえば『愛と青春の旅だち』は、原題が *An Officer and a Gentleman* だ。とても同じ映画とは思えない。

まあ、ここまではよくある話なのだが、この後に思いがけない展開が待っていた。この話が出ると、仕事相手の人が突然「僕、この映画大好きなんです。二〇回は観ましたね！」と熱く語り出したのである。それから「すいません。まずは僕の経歴から話させてください」と言う。何でもこの人は『愛と青春の旅だち』と出会って人生が変わったという。パイロットになると心に決めたのだ。航空自衛隊に入るべく防衛大学校を受験。無事合格した。勉強もまじめにこなし、いい席次で卒業。見事、士官としてパイロットになった。事情があってその後転職したが、そのままいたら高い地位にもつけたはずだ。

すごいな、というのが私の感想である。世の中、こういう人もいるのだ。しかし、私の第二の感想は「この人はおそらく鼻炎持ちではないな」だった。

鼻の症状にはある種のイメージがついてまわる。少なくともマッハの速度で戦闘機を飛ばす『愛と青春の旅だち』や『トップガン』の主人公に鼻炎は似合わない。

鼻炎的世界を鮮やかに表現した作家にマルセル・プルーストがいる。彼自身、アレルギーで苦しんだことで知られるが、『失われた時を求めて』の第六巻「ゲルマントのほうⅡ」では、主人公の大好きな祖母が風邪を引いたときのことが描かれる。くしゃみや咳がひどいので、親戚の人が、この人なら、ということでXという鼻の専門家を連れてきた。

ところがお祖母さんはその診断をきっぱり拒絶。さすがお祖母さんだ。すると鼻の医者は、かわりに他の家族の鼻を見てやろうと言い出した。わざわざ来てもらったのに診断拒否では申し訳ないので、仕方なく受診することにした。誰も「鼻の不調」などなかったが、医者は「いや、不調はぜったいある」と断言する。この医者によれば、偏頭痛も腹痛も、心臓病も糖尿病も、本当は鼻の病気にすぎないのだ。そして「放っておいてはいけません。焼いた針先でつついて治してあげますよ」などと言いながら、全員の鼻に難癖をつけて回った。みな、呆気にとられた。

しかも、その翌日、まるで医者の診察が功を奏したかのように、全員、しっかり風邪を引いたのである。医者はそんな一家をみながら、ほくそ笑む。私の受診で風邪をうつされたなんて思ってる？　いやいや違うさ。みんな、もともと鼻が悪かったのだ、ふふふ、と。

『失われた時を求めて』の珍妙な世界のエッセンスは、この鼻エピソードに凝縮されている。五〇年間、花粉症で苦しんできた人間としてあえて言おう。すべての道は鼻に通ずるのである。

＊『失われた時を求めて』からの引用は吉川一義訳（岩波文庫）に拠る。

あべ・まさひこ：実家の隣には高々とヒマラヤスギが聳え、小学生の頃から日々、花粉を浴びていた。年中鼻詰まりだった私は、みかねた母親によってあやしげな避暑地の鼻医者に連れていかれ、注射を打たれた。顔が洋梨のようにふくれ、人と会えないほどになったが、腫れが引くと、あら不思議♪鼻は開通した。しかし、1年ほどたって元に戻る。その手の経験が何度となくあった。花粉歴は50年以上。スギだけでなく、ヒノキ、ブタクサその他。専門は、英文学、文芸批評など。

いいから病院へいけ

カツセマサヒコ

全ては気のせいである。

今日も私は元気いっぱいに玄関の扉を開けた。五分も歩けば洟水がさらりと口元まで流れ出し、瞳の裏側はたわしで擦りたいほど痒くなり、口の中には何かがこびりつくような感覚が一向に消えなかったが、それでも全ては気のせいであって、私は花粉症になど、かかっていない。スギやヒノキがいくら目の前で踊り回っても、この人生には全く関係のないことだ。

そんな私に、花粉症にまつわるエッセイの執筆依頼があった。私を除いた本編の執筆陣は全員が花粉症患者らしいので、この状況は人類のほとんどがゾンビになった中で唯一生き残った人間を描いた映画『アイ・アム・レジェンド』に近い。いいやつも悪いやつも、みんな花粉症になってしまった。本書において、今、私だけが孤独だ。

寂しさを分け合うつもりで、花粉症とは全然関係のない話をしたい。

今年は三月に入った途端に、目が痒くなりだした。奇しくも、時を同じくして、壊れた蛇口のように洟水も止まらなくなった。このような症状が出始めたのは、五年ほど前のことだろうか。これといったきっかけはなく、ある日突然、目、鼻、口と、顔面を中心にひどくむず痒い日々が始まった。それらは五月の連休明けを目処に自然と落ち着いてゆくことが体感としてわかり始めたが、タタリ神に呪われたアシタカのように、その時期だけはどうにも自分の体をコントロールできなくなり、マスクの下で大量の洟水を噴出してしまっている。

齢《よわい》三〇を過ぎて、こんな厄介な病にかかるなんて。

三月、四月とは、この国において最も穏やかな風が吹く季節である。冬眠から目覚めた動物たちは餌を求めて動き出し、雪解けした地面からは新緑の静かな息吹を感じる。あらゆる生命が躍動する美しい季節に、私は、家の窓を片っ端から閉じて暮らすようになった。洗濯物は全て部屋干しとなり、家の中のあらゆるところにハンガーがぶら下がった。とくに今年は、まだ四年しか使っていないドラム式洗濯機が故障して、乾燥機能が使えなくなってしまった。今までフカフカのタオルで風呂上がりの体を拭くのが生き甲斐だった私に、このことは大きなダメージを与えた。浴室乾燥機はそれほど効果を発揮してくれず、家の中は部屋干し特有の籠った匂いが充満している。

早く、窓を開けて暮らせるようになりたい。しかし、五月になるまでは地上に出るべきではない。いつの間にか『アイ・アム・レジェンド』のゾンビ側に回ったような気がするが、それもまた、気のせいだと信じたい。何より問題なのは、私が『アイ・アム・レジェンド』を一度も見たことがないくせに喩えに使っているこの状況にあるとも思う。

電車の動画広告をぼんやり見ていると、気象予報に続いて、花粉情報が表示された。

〈非常に多い〉

いかにも攻撃力の高そうな、紫色のウイルスのようなキャラクターが目に入った。あんな奴が空気中を飛び交っているのかと思うと、気が気じゃなかった。

だが、やはり全ては私の気のせいのはずなので、問題はない。

今日も花粉に悩まされている哀れな人たちを横目に、私は何度も自分の目を掻き、強く洟を擤《か》む。

かつせ・まさひこ：花粉症歴0年。1986年、東京生まれ。2020年『明け方の若者たち』で小説家デビュー。映画化された同作のほかに、『夜行秘密』、『ブルーマリッジ』、『わたしたちは、海』などの著書がある。2021年よりTOKYO FM『NIGHT DIVER』にてラジオパーソナリティも務める。

あの音

高倉大輔

人の世界が、ほんの少し静かになった。

世界的な感染症禍を経て、マスクを日常的に着用する人が増えた。そのおかげで、風邪やインフルエンザといった日常的な病にも罹りづらくなった。二月ごろからは花粉が飛散し始める。皆、ふわふわし始める季節だ。「バレンタインデーが花粉症シーズン開始の合図です」とテレビでも誰かが言っていた。しかし日常的になったマスクのおかげで、その影響も抑制されていた。

私は人がくしゃみをする姿が好きだった。気持ちが追いつかない内に身体が強制的に動かされ、誤魔化せない個性がそこに現れる。

自らに起こる予兆からの僅かなタイムリミットまでの間に、素早く掌を口元に運び、できる限り音や唾液の飛沫を抑えくしゃみをする人。

鹿威《ししおど》しの如く頭を振り上げながらも、小鳥のようにくしゃみを囀《さえず》る人。

最初から最後まで、抑えるどころか刮目《かつもく》せよとばかりに周囲を緊張させ続け、ハリウッド映画のクライマックスばかりに派手なくしゃみを爆発させる人。

身体のコントロール制限の境を彷徨い、原初的な、生物としての人間がそんな風に顔を覗かせる様は、なんとも愛おしかった。

花粉症によって人が発するくしゃみは、人の免疫システムが、許容量を超えて入り込んだ本来無害な花粉を異物として誤認し、過剰に排除しようとするアレルギー反応だ。勘違いで追い出すなんてちょっとひどい気もするけれど、その結果があのくしゃみなら、それもまあ愉快なことだった。

我々は植物の繁殖のために生まれ、生態系の一部を担ってきた。同じ地球の生態系の中で生まれた人間もまた、共に生きる存在である。そのはずだった。

人間は自らの大量消費の為に大量植林を行った。必然的に増加した我々の数を、人間はもうコントロールすることはできなかった。さらに人間が引き起こした大気汚染や衛生環境の変化は、その身体の免疫反応を更に過剰にしていく。

人のエゴがその許容量を超えた。

地球が大きな嚏《くしゃみ》をした。

それをきっかけにあらゆる植物は突然変異し、無花粉となった。変異した植物を人間は害のない「優秀な」植物として複製し、すべての植物は優秀な植物へと代わった。
我々は地球からも排除されたのだ。

新たな生態系が生まれるのか、ゆっくりと全てが崩れ落ちていくのかはわからない。
我々がいなくて君たちは大丈夫かい？
あの愉快な音を聞くことはもう、ない。

たかくら・だいすけ：花粉症歴10年以上。写真作家。演劇をバックボーンとした視座から、人が持つ様々な可能性や選択肢、表現の境界を模索する。
website　https://www.casane.jp

腐海の森へ

イモトユウヤ

僕は花粉症ではない。

だが元来アレルギー性鼻炎は持ってる。

主なアレルゲンはハウスダストと犬猫の毛。埃っぽい部屋に入ると必ずと言っていいほど洟水とくしゃみが止まらなくなるが、僕の場合そうなれば部屋から出ればいいし、自分の意志で避けることができるのでまだマシである。

それに比べて花粉症というのは悲惨で、春になると屋外はそこらじゅう花粉だらけ、つまるところアレルゲンは「春」であり「外」とも言えるのである。こうなるともはやSF漫画が描くディストピアの世界である。

恐ろしいことに花粉症を患う人は年々増え続けていて、今や日本国民の半数以上が花粉症だという。つまりそれだけの人が、防毒マスクや防護服なしでは外に出れない2×××年の世界で生きていると言っても過言ではないのだ。

自分の学生時代には花粉症の人など身近にはほとんどいなかったように記憶しているが、そもそもなぜ花粉症は短期間で急激に増えてしまったのか。

過去にとある職場で、花粉症の若者たち数名と花粉症談義をする機会があった。その際に、花粉症が増えてきた科学的な理由を聞き、一度は理解したのだが、実際に彼らの花粉症エピソードを聞いていくうちにだんだん分からなくなってきた。

ある者が「衣服に付着した花粉を家に持ち込まないよう玄関前で服を脱いで家に入るようにしてる」と言うと、ある者は「うちは実家だから自分が持ち込まないようにしても家族が持ち込むので、家では風呂場以外逃げ場がない」と嘆く。

それを聞いて別の者が「水道水にも花粉は溶け込んでるらしいよ」と根拠不明の情報を流すと、みんな口々に「明日からシャワーも浴びれなくなる」と死刑宣告を受けたかのような顔をするのだ。挙げ句の果てにはニュースで花粉が舞っている映像を見るだけで症状が出るという者までいた。それはもはや精神の病気である。

彼らの様子を見ていると、科学的というより心理的要因の占める割合が大きいのではないかと感じ、僕の中でひとつの仮説が生まれた。

もしかしたら花粉症というのは人間の妄想が具現化したものではないか。それなら短期間で花粉症が増えたのも納得できる気がする。

調べるとやはり思い込み花粉症というのは存在するらしい。ということは逆に花粉症ではないと思い込むこともできるのではないか?

それから僕は、どんな事があろうとも花粉症ではないと自分に強く言い聞かせてきた。

春先に症状が出ると少しは不安にもなるが、認めたら負けだと逆に思い込むことでなんとかしのいできた。

まぁ、ここ数年は秋口になると鼻炎の症状が出ることが増えてきたが、春ではないので絶対に花粉症なわけないし、多分ハウスダストのせいだろう……、そんな話を去年の春、友人にしたところ「秋もブタクサとかの雑草が原因の花粉症があるらしいよ」とさらっと余計な情報を流してきやがった。不意打ちだった。

僕の中で何かが弾け飛んだ気がした。

そして、その秋は一〇日間ほど洟水とくしゃみと目のかゆみが止まらなかった。

とうとう僕はナウシカの腐海の森に足を踏み入れてしまったのかもしれない。

いもと・ゆうや：花粉症歴×年。福岡県生まれ、現在は香川県小豆島に移住。旅や季節労働をしながら1年の8割くらいを働かないで暮らす。29歳の時、東京で夢破れた信仰心のかけらもないバンドマンだった自身が、システムの外部を求めて四国遍路を歩き遭遇した摩訶不思議な体験の数々を綴ったノンフィクション「ニート88」を準備中。YouTubeチャンネル「ニート古民家物語」

マスク男、花粉症に救われる

頭木弘樹

私がなったころには、花粉症はまだ有名ではなかった。だから、花粉症になったとは気づかず、鼻カゼがいつまでも治らないと思って、加湿器を連続稼働させていたら、布団の裏がカビてしまった。

自転車で外を走っていたら、洟水だけでなく、涙がとまらなくなった。号泣しながら自転車をこぐ人になった。これはおかしいと思い、調べて、ようやく花粉症に行きついた。花粉症用のメガネを買ったが、当時はまだ水泳のゴーグルのようなものものしい外見で、オシャレとかの入り込む余裕はない感じだった。

マスクはもともとしていた。難病になって、その治療薬に免疫力を低下させる副作用があり、感染症にかかりやすかったからだ。一九八〇年代からで、そのころはまだ、マスクをして道を歩いている人は少なかった。街で暴力団の人とぶつかって、大変なことになったと思ったら、むこうがすぐに「ごめん」とあやまった。さすがプロで、日中にマスクをして歩いているやせた男はやばいと判断したのだ。ほっとしたが、暴力団の人に恐れられるほどなのかと愕然とした。女子高生に笑われることもよくあった。女子高生は暴力団の人よりも勇気がある。

そういうマスク差別をなくしてくれたのが、じつは花粉症なのだ。九〇年代になると、花粉症の人がずいぶん増えた。「花粉症で」と言えばマスクを納得してもらえるようになった。これは楽で助かった。女子高生に笑われることもなくなり、花粉症ではない女子高生までがマスクをするようになった。その「伊達マスク」が社会問題としてニュースで取り上げられたりもした。

そして、二〇二〇年、コロナのパンデミックで、みんながマスクをするようになった。マスクをしていることが真っ当で、マスクをしていない人が危険視されるようになった。私にとっては、逆転世界に迷いこんだかのようだった。マイノリティーとマジョリティーがこんなにも短期間で入れ替わることがあるのかと驚いた。

その反動も大きくて、しばらくすると「反マスク」と呼ばれる人たちが増えた。マスクをしている人たちを嫌い、攻撃し、病院等でマスクをするように言われても怒ったり泣いたりしていやがる。マスクがコロナの象徴となってしまい、「坊主憎けりゃ袈裟まで」で、コロナへの嫌悪がマスクにまで向けられるようになった。

菊池寛は「マスク」という短編小説で約一〇〇年前にこれを予言していた。というか、過去のスペイン風邪のときにも同じことが起きたのだ。「病気を怖れないで、伝染の危険を冒すなどと云うことは、それは野蛮人の勇気だよ」と言っていた人が、しばらくすると、マスクをしている人に対して「いやな妖怪的な醜くささをさえ感じ」るようになったことが描かれている。

しかし、一〇〇年前とちがって、今は花粉症がある。だから、マスクを完全否定することはできない。「花粉症です」と言えば、免罪符となる。花粉症はじつにいやだが、マスクをしなければならない者にとっては、救いともなるのだ。

かしらぎ・ひろき：花粉症歴35年。文学紹介者。筑波大学卒。大学3年の20歳のときに難病になり、13年間の闘病生活を送る。そのときにカフカの言葉が救いとなった経験から、2011年『絶望名人カフカの人生論』を編訳。以後、さまざまなジャンルの本を執筆している。主な著書に『絶望名言』『食べることと出すこと』『口の立つやつが勝つってことでいいのか』『カフカ断片集』など。

特別観察対象者K－7103

栗下直也

「『週刊文春』にでも追われているのかよ」

居酒屋に現れた旧友の姿に、思わず軽口を叩いてしまった。普段はグッチのネクタイを嫌味なく着こなす商社マン然とした彼が、まるで週刊誌の直撃を避けるタレントのような重装備で現れたからだ。マスクにゴーグル、さらには何故か帽子まで被っている。

「こっちは深刻なんだぜ、おまえはいいよな」。その席にいた五人の中で花粉症でないのは私だけだった。

四〇歳を過ぎると、体調が万全な日は皆無だ。九〇年代初頭に「何でもないような事が幸せだったと思う」とハーモニカを吹きながら歌っていたおじさんの歌詞が沁みる。胃もたれ、肩こり、腰痛、老眼……。「ガタ」は急に訪れ、何でもなかった体を思い出せなくなる。

私にはまだ花粉症という「ガタ」は訪れていないが、周りはどんどん花粉症になっていく。私を取り巻く四面からは楚の歌は聞こえてこないが、春先から、くしゃみと洟をかむ音はどんどん大きくなる。

実際、花粉症の有病率は一九九八年が一九・六％、二〇〇八年が二九・八％、二〇一九年には四二・五％と二〇年で二倍以上に増加している。かつては「花粉症？　体弱いの？」と笑っていたが、このままいくと近い将来、花粉症は人類にとって「標準」になるのではないだろうか。

ふと、恐ろしい想像が頭をよぎる。

三〇年後、私は「特別観察対象者Ｋ－７１０３」として政府の管理下に置かれている。肩書きは「最後の非花粉症者」だ。すでに「花粉症適応法」が施行されており、三月から五月までの公共の場でのマスク着用が義務化されて久しい。花粉症診断が出生証明書と同時に発行され、子供たちは生まれながらにして花粉症患者として育てられている。私は「人類を救う最後の希望」とメディアに取り上げられているが、実際は研究材料だ。ＳＮＳでは「花粉症でないだけで、偉そう」と中傷され、なぜか、全国民に恨まれている。多様性を称揚する社会はどこにいったのだ。単に花粉症にかかっていないだけだぞ。

考え過ぎだろうか。星新一や筒井康隆の読み過ぎだろうか。だが、花粉だけでなく何事にも過剰反応するようになってしまった現代社会の行き着く先としては荒唐無稽な話ではない気がする。

そんな終わりのない考えを巡らす季節が今年もやってきた。いつのころからか、重装備に身を包み、花粉と闘う人たちに「大げさな！」と突っ込まなくなり、微かな優越感は皆無になった。むしろ恐怖と疎外感が募る。

生まれてから四五年、長いものに巻かれてきた人生だったではないか。なぜ花粉症にならないのだ、花粉症になればこの状況から解放されるのではとすら考えてしまう。花粉症でない人間がどんどん減っていくなんて、何度考えても怖すぎる。花粉症患者が先鋭化して「花粉症でない者は人にあらず」と言い出したらどうしよう。「花粉症偽装」のノウハウを集めておくべきなのかも。花粉は私の鼻や目ではなく妄想を刺激し続ける。

くりした・なおや：花粉症歴0年。飲酒歴25年。経済記者出身ながら、酒がらみの文章が多い。好きな言葉は「3度の飯よりハイボール」。著書に『人生で大切なことは泥酔に学んだ』『政治家の酒癖』のほか、近著に『偉人の生き延び方』。

花粉症って言うな！

インベカヲリ★

いつの頃からか、喫茶店に入ると必ずポケットティッシュをテーブルの上に置くようになっていた。その日も、いつものように洟《はな》をチーンとかんでいると、同席した女性にこう聞かれた。

「インベさん、花粉症ですか？」

ハッとした。確かに、風邪なら「ちょっと風邪気味で」と一言添えるだろう。それに、一連の動作が染みつきすぎている。私の振る舞いは、どう見たって花粉症だ。とはいえ花粉症かと聞かれると、同意できない自分がいた。

「私はまだ花粉症だとは思っていないいんだけどね」

思ったことを素直に言うと、相手はフッと口元に笑みを浮かべ、呆れたように言った。

「花粉症の人ってみんなそう言いますよね」

どうやら、この受け応えすらテンプレだったらしい。

なぜ、かたくなに認めないのかと、花粉症でない人は思うかもしれない。だが、私は病院で薬を貰うほどではないし、変なゴーグルをしないと外に出られない人でもないし、日常ではマスクすらしていない。ちょっと洟水が出て、目が痒くて、たまにくしゃみが出るだけだ。そもそも、花粉症だと認めてしまったら、症状に敏感になって余計に悪化しそうだ。何事も、悪いことには意識を向けないことが大事なのである。

そう思って目を逸らしているが、こと花粉症に関しては何かと自覚させようとする勢力がある。例えば、私が一五年通っているピラティススタジオがそうだ。

ピラティスとは、第一次世界大戦中に敵国人としてイギリスに抑留されたドイツ人のジョセフ・ピラティスさんが、収容所の仲間の健康維持やリハビリのために考案した体幹を鍛えるエクササイズのことだ。彼のメソッドを実践していた収容所内では、スペイン風邪が大流行した際にも、誰一人として感染しなかったという逸話まで残っている。つまり、健康に特化したメソッドなのである。

そんな背景もあって、私の通うスタジオでは、「ピラティスをやっていたら風邪をひきません」とか「怪我をしません」などと自信たっぷりに謳っているのだが、肝心のインストラクターたちが、しょっちゅう風邪をひいたり、骨折してギプスをはめていたりするので説得力がない。しかも、新型コロナウイルスのパンデミックが起きたときは、なぜか威勢の良さが消え、「ピラティスをやっていれば感染しません」とは断言していなかったのが今もって不思議だ。

そんな彼らが、一昨年あたりから急に「ピラティスをやっていたら花粉症は治ります」と言い始めたのである。おいおい、さすがに風呂敷を広げすぎじゃないか？　インナーマッスルを鍛えて、なぜ花粉症が治るのか。理屈が分からない上に、「どうせみんな花粉症でしょ？」という当たり前感を出してくるところが気に入らない。こちとら、「花粉症」なんて言われたくないのである。

余計なことはいいから、黙ってレッスンをしてくれよと思うのだが、よくよく考えると、私の花粉症はスタートから低空飛行を続け、悪化はしていない。もしかすると、多少はピラティスのおかげなのかもしれない。

いんべ・かをり★：花粉症歴5年。写真家、ノンフィクション作家。短大卒業後、独学で写真を始める。編集プロダクション、映像制作会社勤務等を経て2006年よりフリーとして活動。18年第43回伊奈信男賞を受賞、19年日本写真協会賞新人賞を受賞。写真集に『やっぱ月帰るわ、私。』『理想の猫じゃない』など。著書に『家族不適応殺　新幹線無差別殺傷犯、小島一朗の実像』『私の顔は誰も知らない』『伴走者は落ち着けない──精神科医　斎藤学と治っても通いたい患者たち──』など多数。

なぜ耳鼻科の待合室は混雑しているのか　岩井圭也

これまでの人生において、耳鼻科の待合室で過ごした時間を合算したら、軽く一、二か月にはなると思う。小学生の頃に通った駅前の耳鼻科。大学生だった時に通った街中の耳鼻科。大人になってからお世話になっている、家の近くの耳鼻科。耳鼻科のソファは、第二の自宅と言っても過言ではない。

もともと、鼻炎持ちの子どもだった。小学一年生から耳鼻科に通い、行くたびに生理食塩水で鼻洗浄をやった。最初は痛さで泣き叫んでいたけど、じきに慣れた。そのうち、「定期的にやらないとスッキリしないな」と思うほどになった。

重度のハウスダストアレルギーで、マスクをせずに部屋を掃除すると、必ず洟水があふれ、目は赤くなり、くしゃみが止まらなくなった。和歌山のおばあちゃんの家の、あまり使われていない物置部屋も天敵だった。

ただし、鼻炎ではあったが、二〇代なかばまでは花粉症ではなかった。花粉症でない人間が、花粉症の人間を見下すのは世の常である。若かったわたしもご多分に漏れず、「自分の鼻炎はひどいけど、花粉症の人よりはマシだろう」という高慢と偏見にひたっていた。

祇園精舎の鐘の声、諸行無常の響きあり。この世に存在するなにごとも、変化からは逃れることができない。わたしの体質も、またそうであった。

大学院を出たわたしは、メーカーに就職した。最初は東京勤務であったが、三年目の時に神奈川県内の事業所へ異動となった。その事業所はのどかな場所にあり、「異動すると花粉症を発症する」という噂で有名であった。実際、わたしの同期も異動からしばらくして発症したと証言していた。

なんとなく、いやな予感がした。生まれ持ってのアレルギー体質が、環境と相まって、なんらかの化学反応を起こすのではないか。いやいや。まさか。そんなバカな話が……。

予感は見事に的中した。

異動して二年目の春。最初は、鼻の奥の違和感だった。「あれ、おかしいな？」と思う間もなく、洟水がこんこんと涌き出てきた。当然のように涙目になり、くしゃみも出てくる。そして、やたら耳の感覚が気になり耳掃除をするようになった。花粉症になるまで知らなかったが、「耳のかゆみ」というのも症状の一つなのだ（花粉症でない人は知らなかったでしょう。正直に言いなさい。）。

こうして年中耳鼻科に通っていたわたしだが、春はとりわけ頻度が高くなった。処方してもらうのはたいていオロパタジンだ。ザイザル（レボセチリジン）も効くのだが、なぜかオロパタジンのほうが効く気がする。その代わり、日中にめちゃくちゃ眠くなる。会社員時代はこの眠気が大いに悩みだったが、会社を辞めて専業作家になってからは悩みが解消された。眠くなったら、昼寝をすればいいのだ。

考えてみれば、専業作家という仕事は花粉症患者にとっていいことずくめだ。外を出歩く機会が少ないから、花粉と遭遇する機会は減った。時間的余裕が生まれたおかげで、耳鼻科での待ち時間も以前ほど苦痛ではなくなった。

わたしは声を大にして言いたい。すべての花粉症患者よ、小説家を目指そう。完治はできなくても、多少は花粉症と付き合いやすくなるぞ！

いわい・けいや：花粉症歴10年。小説家。2018年、『永遠についての証明』で第9回野性時代フロンティア文学賞を受賞し、デビュー。近著に『汽水域』『夜更けより静かな場所』『舞台には誰もいない』など。花粉症の季節、鼻セレブを使っていたのに鼻の下が擦り切れたことがある。

サイン

牟田都子

自分にとっての健康とは、折り合いをつけることじゃないかと、四〇代も折り返しを過ぎたいまは思っている。

本屋さんの店頭に並ぶインキの匂いがする新刊みたいに、傷のないぴかぴかの状態が健康だと考える人もいるだろう。

でも、アレルギーなんてものを抱えて生きていると、常に大小の不調や不快とは隣り合わせだ。

「生体が特定の物質（＝アレルゲン）に対して、異常に過敏な反応を示すこと」（『明鏡国語辞典』）。自分が「反応」しやすい体質だとは、中学生で花粉症の症状が出始めたころから自覚していた。

あるとき検査を受けたら、医師に「どの項目もこんなに数値が高いんだから、症状が出るのはあたりまえですよ」と、叱責に近い口調で言われたほどだ。

私がもともと彼の患者で、摂生を命じられたのに従わなかったのならまだわかるけど、たまたまこういう体質に生まれついたというだけで、どうしてそんなふうに言われなくちゃいけないんだろう。

と思った私は、以来、なるべく病院には近づかないように、症状が出たときはどうすればやり過ごせるかを考えて生きてきた。

やり過ごすという表現が、花粉症にはしっくりくる。眠れないほど目がかゆくても、くしゃみや洟水が止まらなくても、命に関わるわけではない（しんどいけど）。日本に四季があるかぎり逃れることはむずかしいから、目薬とか、どれだけ洟をかんでも肌荒れしにくいティッシュとかを駆使して、乗り切るしかない。

一度だけ、花粉症を含むあらゆる症状が消える体験をしたことがある。

当時通っていた料理教室で年に数回開催されていた食事プログラムは、端的に言うと食と生活を変えることでどれだけ自然治癒力が高まるか、体感して、実践するためのものだった。期間中は一日一食、提供される料理だけを食べ、日中の過ごし方も、スマホやパソコンをなるべく見ないなどの指導がある。

それらを真面目に実行していたら、花粉症も、そのちょっと前に風邪をこじらせ肺炎になって以来続いていた咳（骨にひびが入るほどの）も、きれいに消えてしまったのだ。

でも、プログラムが終わるとたちまち元の生活に戻ってしまったので、いまも花粉症や咳とは同居している。おまけに猫まで飼い始めてしまったので、年がら年中くしゃみしたりごほごほいったりしている。あの医師が聞いたら目を吊り上げることだろう。

いよいよ耐えられなくなったらまた食事プログラムを受講しようと思っているけれど、幸いなことに一〇年間、そこまで悪化せずに済んでいる。

面白いのは、教室で習った野菜中心の献立をせっせと作っていると症状が軽くなり、外食が続いたり、甘いものやお酒の量が増えたりすると、てきめんに重くなることだ。

食生活が乱れるのは私の場合、仕事を詰め込みすぎて余裕がなくなっているときなので、つまり症状とは「そろそろまずいよ」という体からのサインなのだろう。

そう考えるようになってから、治そうとはあまり思わなくなった。日常生活に支障が出ない程度に、つきあっていければいい。

むた・さとこ：１９７７年、東京都生まれ。文芸書・人文書を主とする校正者として職歴は18年になるが、いまだ花粉症歴の半分にも届かない。著書に『文にあたる』『校正・校閲11の現場　こんなふうに読んでいる』など。

逃げてもいい

オカヤイヅミ

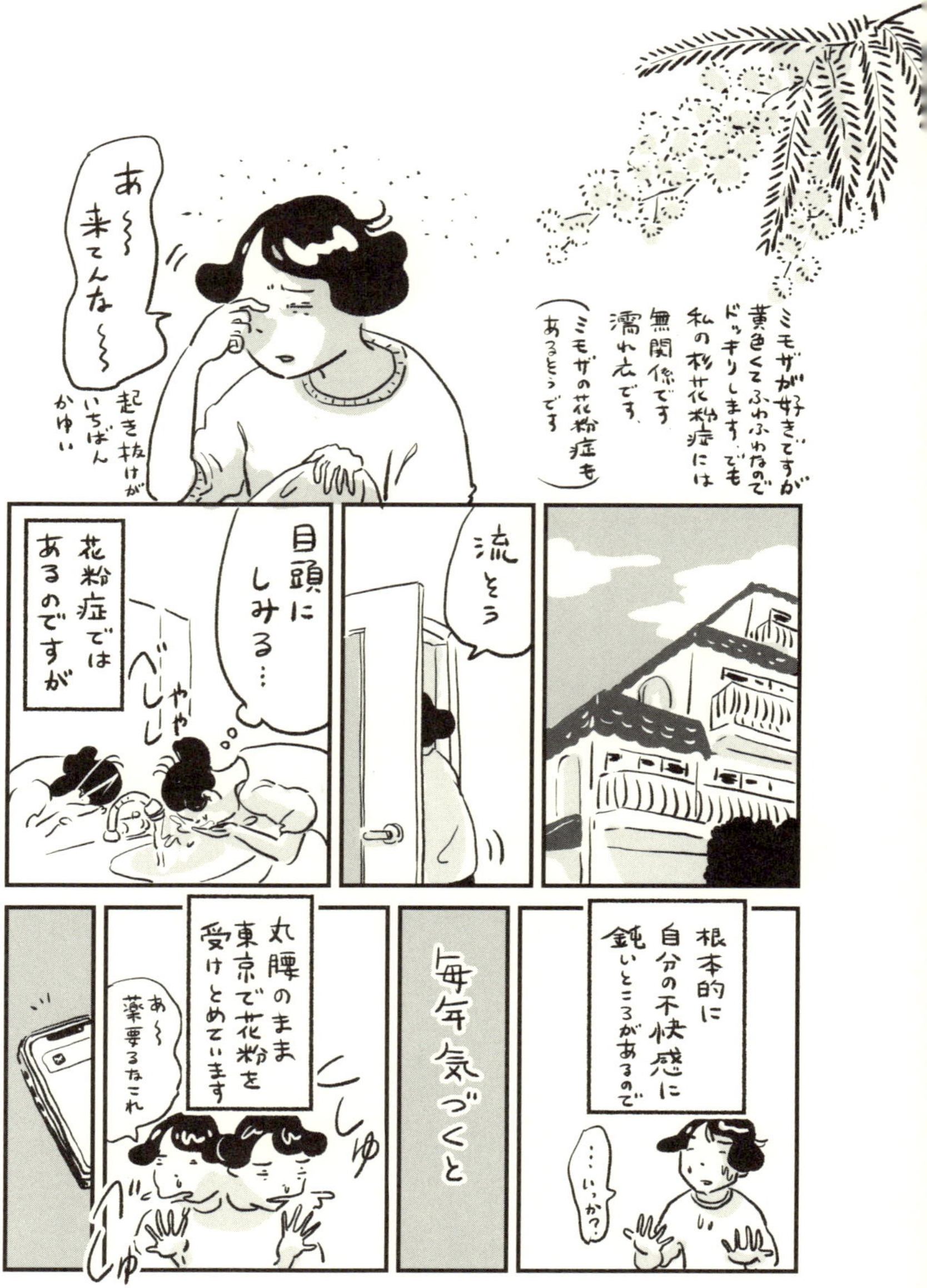
ミモザが好きですが
黄色くてふわふわなので
ドッキリします。でも
私の杉花粉症には
無関係です
濡れ衣です、
（ミモザの花粉症も
あるようです）
あ〜〜
来てんな〜〜
起き抜けが
いちばん
かゆい
流そう
目頭に
しみる…
花粉症では
あるのですが
ややべしべし
根本的に
自分の不快感に
鈍いところがあるので
…いっか？
毎年気づくと
丸腰のまま
東京で花粉を
受けとめています
しゅ
あ〜
薬要るなこれ
しゅ

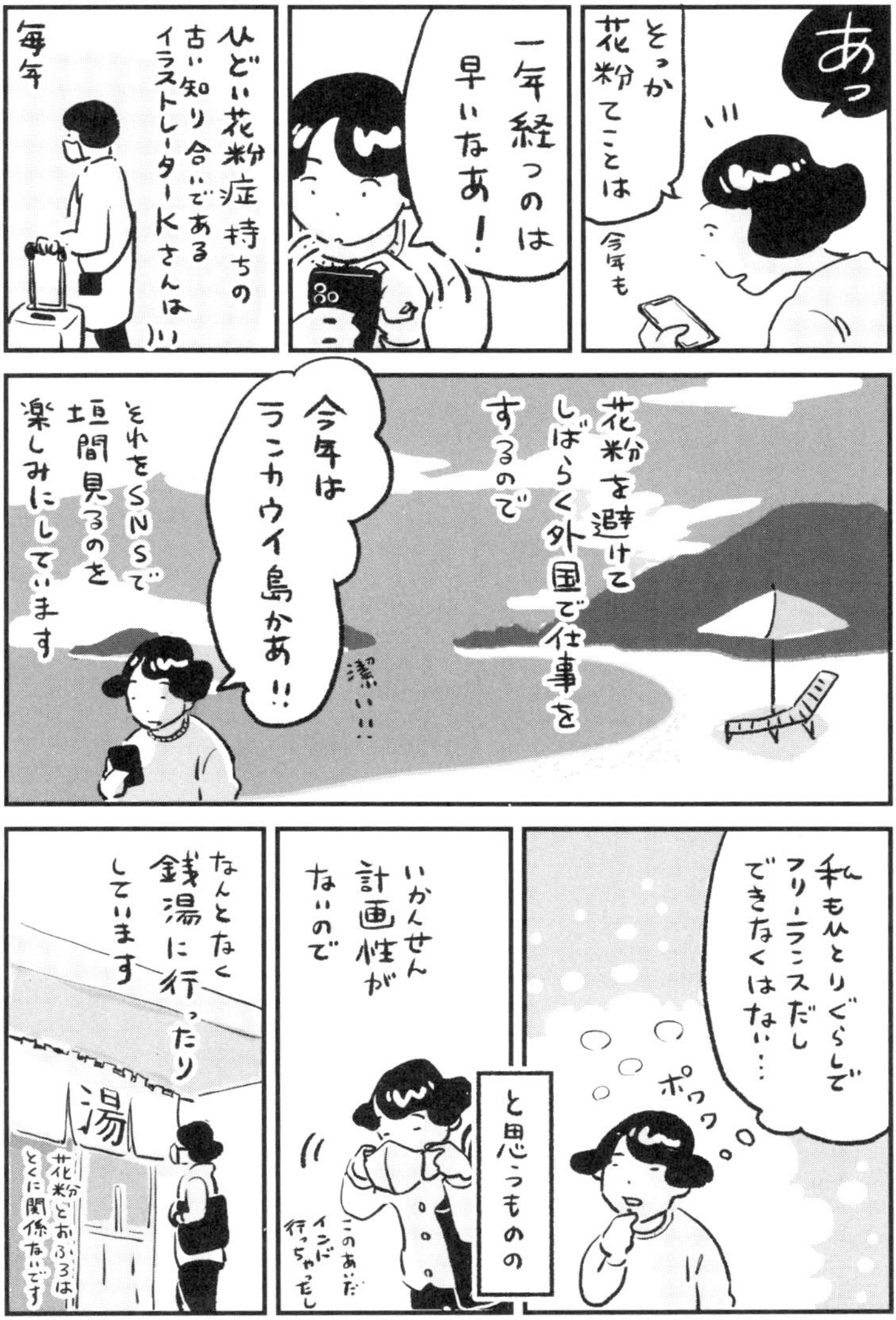
あっ
そっか
花粉てことは
今年も
一年経つのは早いなあ!
ひどい花粉症持ちの
古い知り合いである
イラストレーターKさんは
毎年
花粉を避けて
しばらく外国で仕事を
するので
今年はランカウイ島かあ!!
潔い!!
それをSNSで
垣間見るのを
楽しみにしています
私もひとりぐらしで
フリーランスだし
できなくはない…
ポワワ
いかんせん
計画性が
ないので
と思うものの
このあいだ
インド
行っちゃったし
なんとなく
銭湯に行ったり
しています
湯
花粉とおふろは
とくに関係ないです

おかや・いづみ：花粉症歴35年くらい。漫画家・イラストレーター。１９７８年、東京都生まれ。漫画家として主な著書に『ものするひと』『雨がしないこと』『いいとしを』『おあとがよろしいようで』『白木蓮はきれいに散らない』など。２０２２年に第26回手塚治虫文化賞短編賞を受賞。趣味は自炊。

克服の兆し

吉開菜央

私は、物心ついた頃から鼻炎持ちである。

魂が形作られるという三つの頃にはすでに耳鼻科に通い、吸引機で洟汁を吸い出され号泣していたのを覚えている。当然、花粉症持ちでもあり、春になると症状が加速して辛い目に遭っていたのだが、実はここ最近、鼻炎も花粉症もそれほどひどいことにはならなくなった。なぜ改善してきたのか理由を考えると、やはり二年前に禅寺で短期の修行を経験したことが大きいのではないかと感じている。

禅寺では主に、「息をする」修行に明け暮れた。生きていく上で必要最低限のことだが、そのたったひとつのことに身も心も捧げるために、一日の大半を費やしたのである。朝、昼、晩と、食事の度に坐禅する。朝は食べる前、晩は食べた後に、三〇分×三回座る。坐禅の時に重要なのは呼吸だと教わった。鼻から吸い、鼻から吐く。和尚さんにお手本を見せていただいたが、五秒くらいかけて吸って、二〇秒くらいかけて細く長く吐いていた。坐禅中は無心で、正しいやり方で呼吸をしろと言われたので、何か考えてしまいそうになったら、呼吸について考えた。満足に吸えたか、吐けたか、横隔膜は正しく使えたか。

呼吸ひとつとっても、和尚さんのようなプロの呼吸と照らし合わせると、私の呼吸は粗雑だった。特に私の場合、鼻炎持ちなので、鼻から空気を取り入れる最初の一歩からして上手くいっていない。ヨガで片鼻呼吸法を習った時にも感じたが、どちらか一方の鼻を指で押さえ、鼻から空気を吐くと、右か左、必ず片方の通りが悪い。せっかく二つも穴があるのに、いつもその半分しか使えていないのである。

禅寺でも、改めてこの事実に直面した。それでも、来る日も来る日も「食べて」「座って」「呼吸して」を繰り返し、食べたものを静かに腸管に落とし込んでいく、一本の管であるように努めた。

私の場合はいい意味で、人間であることをやめられて、生きることに徹することができる時間になった。呼吸を丁寧に行うことだけに心血を注ぐと、腸管の機能が最大限に生かされるのか、修行三日目にして朝、きっかり決まった時間に便が出るようになった。四日目にして、夜、寒くても震えずに眠れるようになった。五泊六日くらいの短期修行を、一年に数回繰り返して、禅寺から帰っても家でプチ修行を続けていたら、体の調子が良くなった。それも鼻炎だけではなくて、便秘とか、不眠症とか、肩こりとか、大事には至らないが、小さな未病というやつが、全体的にゆっくり地に足が着くように改善してきたのである。

その効果は侮れないもので、体調が良くなってくると、心が穏やかになり、夫との喧嘩も五分の一くらいにまで減った。
　ここ数年の経験を経て、私は腸こそ人の心なりという説を、実感とともに信じられるようになってきた。その腸が円滑に働く原動力になるのが呼吸なのだろうと思う。まさに命の源。全てはゆるやかに繋がっていて、花粉症も鼻炎も完全に治るということはないのだろうが、鼻詰まりでのぼせ気味の「気」を、ゆっくり肚《はら》に落としていくことは、巡り巡ってこの星の平和に繋がっていく気がするのである。ここ最近は、信じれば救われる神さまよりも、吸えば通る呼吸にこそ、私は祈りを込めている。

よしがい・なお：花粉症歴37年。映画作家・ダンサー。世界を五感で理解しようとする時に心と身体に起こる変化を「踊り」と捉え、その感覚を軸に映画をつくっている。禅寺での修行をテーマにした新作映画『まさゆめ』を２０２５年に完成させ、ゆっくり公開準備中。

絶望の花粉症一年目、恩機との出会い

けんご

眼球をぽろりと取り外し、流水でやさしく洗い流す。鼻をぱきっと取り外し、隅々まで洗い流す。春が来るたびに、こんなことができたらどんなに楽だろうと思うようになった。僕が花粉症を発症したのは、二〇二二年の春のことだ。そう、花粉症歴でいえば、まだほんの数年の新人である。豪華な執筆陣が名を連ねる本書の中で、花粉症歴が最も短いのは、僕なのではないだろうか。

それまで、周囲が花粉症のことで騒ぐたびに、自分とは無縁の話だと思っていた。正直、「大袈裟すぎるだろう」と嘲笑したこともある。あの頃の自分に会えるのなら、迷わず拳でこづいてやりたい。花粉症の苦しみは、ある日突然、容赦なく襲いかかってきたのだから。

発症一年目。突然のことで、どう対処すればいいのかまったくわからず、僕は地獄を見た。どうしようもなく目が痒くなり、真っ赤に充血する。くしゃみは止まらず、喉と肋骨あたりが痛くなる。いくら洟を擤《か》んでも、滝のように洟水が押し寄せる。仕事どころか、生活そのもののやる気が削がれ、外に出る気力など微塵も湧いてこない。そうはいっても、外に出ないわけにはいかない。マスクを着用し、時にはティッシュを箱ごとバッグに突っ込み、目薬を忘れていないか確認する。そして、覚悟を決めて家を出るのだ。電車に乗れば、洟を啜る音と、いくら我慢しても出てしまうくしゃみのせいで、乗客から冷ややかな視線を浴びている気がする（実際に見られているのかもしれない）。ストレスは溜まる一方だ。

外はしょうがない。せめて、家の中くらいは、花粉の魔の手から逃れたい。ここだけは安息地であってほしい。しかし、外に出るということは、花粉を家に持ち帰るのと同義なのだ。どれだけ払おうとも、服についた花粉は確実に家の中へと侵入してくる。衣類に大量の黄色い粉がまとわりついている錯覚に襲われ、就寝時も花粉に苦しめられると思うと、がっくりと項垂《うなだ》れるほかなかった。加えて、洗濯物を外干しするという選択肢も失われたのである。

花粉症を軽視していた自分を恥じた。これは、誰にでも降りかかる可能性のある、れっきとした病なのだ。

しかし、花粉と同じように、僕はこの季節の救世主の存在も軽視していた。

空気清浄機である。

花粉にひどく悩んだ僕は、すぐさま空気清浄機を導入した。少し値は張るが、「花粉除去機能」付きの、性能が良いとされる機種だ。

導入した結果はいうまでもない。まごうことなき名機であった。空気清浄機は、花粉症で苦しむ人を救う、大発明である。今や我が家では、二台の空気清浄機が家に侵入した花粉を懸命に除去してくれている。感謝してもしきれない。「恩人」ならぬ「恩機」である。

このエッセイが花粉症で苦しむ誰かの空気清浄機導入の後押しとなれば嬉しい。

今年も花粉症の季節がやってくる。

同志の皆さん。この苦しみを分かち合える皆さん。

今年も来年も再来年も、なんとか乗り越えていきましょう。

けんご：花粉症歴3年。1998年生まれ。福岡県出身。小説紹介動画クリエイター。SNSで小説の紹介動画を投稿。短尺で的確に小説の魅力を伝える紹介動画は、幅広い年齢層から絶大な支持を得る。紹介動画の投稿後に、たちまち重版した書籍は多数。SNSの総フォロワー数は100万人以上。著書に『けんごの小説紹介 読書の沼に引きずり込む88冊』など。

花粉症の否認

尾久守侑

中学生のときに花粉症を発症し、最初はおそらくスギにだけ反応して春先だけしんどい日々が続くという感じだったのが、次第にスギが終わったはずの季節にも、秋にも、同様の鼻炎症状が出現、さらには夏も冬も含めて一年中抗ヒスタミン薬を内服し続けないと洟水が止まらない身体になってしまい大変つらいのだが、つらいなかでもめっちゃつらい時期と、まあまあつらい時期があって、めっちゃつらい時期に飛んでいる花粉には強く身体が反応し、まあまあつらい時期に飛んでいる花粉には弱く反応しているのだと、特に医学的知識に基づかず勝手に理解しているのは他の人に鼻炎症状が出現する時期と、私がめっちゃつらい時期に差し掛かる時期が一致しているからで、ここでいう他の人というのはすなわち患者——内科外来をやっているとき通院中の患者がいう「先生、なんか洟水が最近ひどくて、いつもこの時期なんで花粉症だと思うんですよ」というセリフに裏打ちされていると思うのだが、時々理解に苦しむのははじめて花粉症に罹患する人で、彼ら彼女らのなかには自らが生まれてこの方花粉症に罹病していないことを誇りに日々を生きている人間が明らかにいて、花粉症になったとしてそれを認めることがどうもできないらしいのである、とここまで書いたところで昼休みが終わり呼んだ次の患者はインフルとコロナの検査をしてほしいと問診票に書いており、時節柄そう書く人は非常に多いわけだけれども、会社からの要請などもあり無碍にも断れないところがあって検査をすることになるわけだが、症状を尋ねると洟水が……と返答するのみで、咳や咽頭痛については否定するので愈々もって診察室に怪しげな雰囲気が立ち込めるのは、すなわちインフルエンザウイルスやコロナウイルス、その他雑多なウイルスが引き起こす急性上気道炎は、洟汁、咳、咽頭痛の三つをもって典型的といえるわけであり、自らが罹患した経験的にも咳が遅れて出てくるとか、最後まで洟は大して出なかったとか、そういうことはもちろんあれど、基本は三つあるわけで、この三つがなく、どれか一つの症状が極端にひどい場合は細菌感染などを考えるというのは医学の常識なわけだが、明らかに今この目の前にいる患者は透明なさらさらした洟水のみを主訴に来院しており、昨日から薬を飲んでいるのにもかかわらず激しい洟汁が出て止まらなくなっている私のめっちゃつらい時期の初期症状とも完全に一致しているわけで花粉症と診断できるのだが、インフル・コロナが陰性という結果をもってして、たぶん花粉症ですと伝えたところ、「私花粉症にはならないので絶対に違います」といってきかないのは花粉症の否認に他ならず、言い合いになっても意味がないので「確かに違うかもですね」と薄く笑って今日も花粉症の人を、生まれてこの方花粉症になったことのない人として帰宅させてしまったと後悔したり、後悔しなかったりしている。

おぎゅう・かみゆ：花粉症歴22年。精神科医、詩人。慶應義塾大学医学部精神・神経科学教室助教。著書に『Uncovered Therapy』（H氏賞受賞）、『倫理的なサイコパス』『病気であって病気じゃない』ほか。

アレルゲンとダンスする

伊藤雄馬

「花粉だ！」と大袈裟に叫んだのは、二月の半ば、夜の二二時頃、ＪＲ原宿駅前の神宮橋交差点で信号待ちをしている、缶酎ハイを持った大学生くらいの青年だ。くしゃみをした理由を花粉だと感じたらしい。「今日はあったかいもんな、もうそんな季節か」と一緒にいた背の高い青年が、代々木公園の木々に少しだけ目を向けながら、ぼんやりと返事をする。横で信号待ちをするぼくも、少し洟水が出ていることを気にし、洟を啜る。はて、この洟水は花粉が原因だろうか。

ぼくは小学生の低学年から花粉症になった。と、そう書いてはみたものの、実はいつから花粉症か、よく分からない。ある日の耳鼻科にて、左の前腕内側に針で数か所小さな傷を付けられ、そこに透明な液体をたらされると、みるみる傷口が腫れ赤くなったことは、よく覚えている。耐えがたく痒かった。きっと花粉症かどうかを確認するテストなのだろう。でも、もっといい方法が他にあるんじゃないの？　とその時は思ったし、これを書いている今も、思う。傷口の横にはボールペンでアレルゲンの名前が書かれていた。ヨモギ、ブタクサ、ハウスダスト。ほとんど全て赤く腫れた。ひどい仕打ちだ。ただ、「スギ」と書かれた傷だけは、そのままだった。

ぼくは一年中の花粉症ではあったが、スギ花粉に反応しないおかげか、症状はそれほど大変ではなかった。父は重度の花粉症で、スギ花粉の季節になると、お風呂で毎日のように鼻うがいをしていた。水をホースで鼻から入れ、口から出すのは、見るからに大変そうだった。黄色いスギ花粉が舞っているのをテレビで見るだけで、父はえずいていた。「スギ花粉、昨年の◯◯倍」のテロップが現れるたび、うなだれていた。それはもはや花粉のせいではない気がするが、何が父をそうさせているのかは、父にしか分からない。

あるプロジェクトで出会ったコミューン育ちの青年は、年々倍化を続けるスギ花粉に一家言を持っていた。「生命の危機を感じているから、スギは花粉を増やしていると思うんです」。なるほど、一理ある。そのプロジェクトはスギ材を大量に扱う可能性があり、彼はプロジェクトに参加し、スギと共に生きることで、スギを安心させたい、そう語っていた。その発想は当時のぼくにはなかったし、とても真っ当な考えに思えた。結局、ぼくはそのプロジェクトから降りたが、時折、森の中でスギと共に静かに暮らす彼の姿が浮かぶ。

もういつからか思い出せないが、自分が花粉症かどうかを気にしなくなって久しい。時々くしゃみはするし、洟水も出る。春になると、くしゃみの頻度が上がる気はする。でも、花粉が原因かは分からない。花粉だとしても、それはそれでいい。スギやヨモギやハウスダストからの手紙かもしれない。くしゃみや洟水は、彼らとのダンスかもしれない。そう感じられるとき、無性に気分がいいのだ。それはもはや花粉のせいではない気がするが、何がぼくをそうさせているのか、ぼくにしか分からない。

いとう・ゆうま：花粉症歴30年。言語学者。横浜市立大学客員研究員。タイ、ラオスで話されるムラブリ語を中心にフィールドワークを行う。大学教員を経て、2020年に独立。ムラブリ語が母語の次に得意。2022年公開のドキュメンタリー映画『森のムラブリ』に出演し、現地コーディネーター、字幕翻訳を担当。著書に『ムラブリ 文字も暦も持たない狩猟採集民から言語学者が教わったこと』、奥野克巳との共著に『人類学者と言語学者が森に入って考えたこと』などがある。

やめられない、とまらない、ハックショイ

栗原康

わたしは花粉症ではない。でも、つらさはわかる。二〇歳くらいまで、通年性のアレルギー性鼻炎で苦しんでいたからだ。毎日、湯水のごとく洟水がでる。かゆくてたまらない。なんにも集中できない。下をむくと洟水がたれるから、上をむいて本を読む。ちょっと洟がとまると眠くなる。中学時代、よく教師からシャキッとしろと注意されたのだが、いくらいわれてもなおらない。手持ちのティッシュがなくなり、学校のトイレットペーパーをロールごとパクッて怒られる。わかっちゃいるけど、やめられない。だって、かゆいんだもの。

さいわい、体質改善というのだろうか。酒とタバコをはじめたら、ぴたっと洟水がとまった。それでも風邪をひいて、いちど鼻がムズムズしはじめると、むかしの症状をぶりかえしてしまう。ドバドバだ。体調がもどり、酒とタバコを再開するとまたとまる。健康ってなんだ。決してもとにはもどれない。セルフコントロールなんてできない。制御不能な身体に不断によりそう。

さて、今回のテーマは「花粉症の友だちについて」。ひとり重症の友だちがいて、ひどい時期には外にでられない。たまにでてきても、薬がつよすぎて意識がもうろうとしている。酒も飲めない。生活ができない。ふだん主夫をしているのだが、買い物にもいけない。

ということで、かれは三月から四月にかけて、長いときはひと月ちかく、スギ花粉のない沖縄にいっている。逃げろ。

せっかくだしと、わたしはもうひとりの友人とともに時期をあわせて沖縄旅行。はや一二年目だ。ちなみに、もうひとりは花粉ではなくて放射能。関東でたまった放射能を抜きにきている。だいたい三人部屋のホテルにとまるのだが、到着するとまず外で上着をはたいてくるようにいわれる。放射性物質が付着しているというのだ。「どうせみえないしさ」とおもい、わたしがずかずかと中にはいると、花粉症のかれがおもいきりくしゃみをしはじめる。「栗原さん、めっちゃついてますから！」。怒られた。もはやなにが付着しているのかわからない。どうもすみませんでした。

しかし、うれしい。みるみるうちに友だちが元気になっていく。ふだん関東では放射能を避けるために、魚を食べない友だちが刺身を食べる。薬のせいで、酒を飲めない友だちが泡盛を飲んでいる。ああ、至福。いっしょに幸せをかみしめる。そんでもって三月末、花粉症の友だちと飛行機に乗って、東京に帰ってきたときのことだ。那覇から飛び立ってすぐ。上空で、友だちが両手をあげて叫んだ。「感じる！　感じる！」。みえない花粉が手でみえる。さながら特殊能力者だ。かゆい。もうがまんできない。

ところで、高度成長の負の遺産といわれるスギ花粉。建てろ、はやく、もっとたくさん。経済をまわすために、木材に適したスギを植えまくった。結果がこれだ。身体がいうことをきかなくなってきている。もうこれ以上、はたらけない。こりゃもうヒューマンストライキ状況でしょう。花粉が舞う。洟水がでる。やめられない、とまらない、ハックショイ。さけばさきちるはをのれとちるはなのことはりにこそみはなりにけれ。考えるな、感じろ。Be Water! 尽きせぬ自由はがんじがらめの不自由さのなかにある。

くりはら・やすし：花粉症歴0年。埼玉県生まれ。東北芸術工科大学非常勤講師。アナキズム研究。著書に『幸徳秋水伝』『無支配の哲学』『超人ナイチンゲール』『サボる哲学』『死してなお踊れ』など。ビール、長渕剛、河内音頭が好き。

旅の力と花粉症

石川直樹

自分は花粉症とは無縁だ、と思い続けてきた。周囲の人間が春になると「花粉が〜」と言い始めても、ぼくにとってはどこ吹く風だった。自分は花粉症にならない体質なのだ、と思い込んでいた。しかし、そんな状況も歳をとるにつれて一変した。

四〇歳になってからだったろうか、春のある日、突然洟水《はな》が止まらなくなり、「これが花粉症というやつか⁉」と思い至った。苦しい。誰かこの苦しみを止めてくれ……。

ぼくは花粉の飛ぶ春先はヒマラヤにいることが多かった。三五歳頃から春に桜を眺めた記憶がない。なぜなら、ヒマラヤの登山シーズンが三月半ばから始まって六月末くらいまで続くからである。花粉の季節にネパールにいることが多かったから、ぼくはこの季節病を免れていたと思っていた。たまたま春先に東京にいた年に限って、ぼくの鼻孔がぐずりだしたので、なおさらそう思わざるをえなかった。

が、よくよく調べると、日本でよく見かけるヒマラヤスギはネパールの西部からアフガニスタンにかけてのヒマラヤ山麓が原産地である。（余談だが、ヒマラヤスギは杉ではなく松である）。外務省のネパールの医療事情を紹介するウェブサイトにも、ネパールに生えているヒマラヤスギから春先に花粉が舞うことが示されていた。「使い慣れた薬剤や専用ティッシュ、マスクなどをご持参ください」という注意書きまであった。

ヒマラヤの空気は清冽だ、と思い込んでいただけで、ネパールにも花粉症はあるのだった。酸素が薄くなる高所では呼吸を速く深く意識して行う必要があり、なんなら東京で息を吸うよりも、ネパールでは強めに呼吸して花粉を体内に取り入れていたかもしれない。なのに、ぼくはネパールで鼻がぐずりだすことは一度もなかった。

ということは、日本で花粉症の症状が出た理由は、単純に自分が歳をとって免疫機能が弱くなっただけなのか。それとも、掃除をまめにしていない自宅のハウスダストが問題なのか。

ただ、東京は地面の大半がコンクリートやアスファルトに覆われているため、花粉が土に吸収されず、風を受けて何度も空中に舞い上がるという。一方、ネパールでは首都カトマンズの大気汚染は深刻であるものの、東京のようなアスファルトジャングルにはなってないから、花粉は土壌に吸収される余地がある。日本の特に都市部で花粉症が流行するのはそういう事情も加味される。

免疫が弱くなるのも、ハウスダストに苦しむのも、結局は都市に生きる者の広義の衰えや病の類だとしたら、肉体的な苦しさはもとより、気持ち的にぼくは落ち込む。花粉症などどこ吹く風、と国内外を闊歩していた若い自分はどこにいったんだ。ヒマラヤを目指してネパールの山中を早足で駆け抜けていた自分は、花粉症など意識の片隅にもなかったぞ、と。

春先に鼻がぐずりだしたら花粉症に要注意、ではなく、ぼくにとっては旅の力や生きる力が不足しているシグナルだと思っている。花粉症の症状が出る前に旅に出て、全身を使って生きよう。ぼくにとっての花粉症は、自分に対するある種の警告なのである。

いしかわ・なおき：花粉症歴7年ほど。1977年東京都生まれ。東京藝術大学大学院美術研究科博士後期課程修了。人類学、民俗学などの領域に関心を持ち、辺境から都市まであらゆる場所を旅しながら、作品を発表し続けている。2008年『NEW DIMENSION』『POLAR』により日本写真協会賞新人賞、講談社出版文化賞。2011年『CORONA』により土門拳賞。2020年『EVEREST』『まれびと』により日本写真協会賞作家賞。2023年東川賞特別作家賞。2024年紺綬褒章を受章した。著書に、開高健ノンフィクション賞を受賞した『最後の冒険家』、『地上に星座をつくる』、美術史家・伊藤俊治との共著『秋田――環日本海文明への扉』など多数。

宇宙最強レベルのアレルギー　宮崎智之

僕は子どもの頃からずっと生粋のアレルギー体質であり、ありとあらゆる物質に反応を示してきたため、花粉症は初期設定となっている。アレルギー検査によると、立派な花粉症である。食物アレルギーはほぼないのが不幸中の幸いだろうか。一方、飛散する吸入系の物質にはとことん弱い。春先はスギやヒノキの花粉でくしゃみが出まくるが、それはほんの序章に過ぎない。秋のブタクサはそれをはるかに上回る酷さだ。とにかく目が痒くなり、それこそ眼球を取り出して水洗いしたくなるくらいである。駄目だとわかっていても掻いてしまい、結膜炎になってしまったこともある。そんな僕が山間部の青梅に近い東京都福生市で育ったのだから花粉に悩まなかったはずがないのであるが、実はハウスダストやダニといった日常的に接し得るアレルギー物質のほうが検査結果の数値が甚だしいので、毎年、花粉の季節が来ても、「お、今年も飛んでいるな」程度にしか思わなくなった。

医療情報なので正確を期さなければいけないものの、残念ながら手元にデータがない。イメージだけ伝えると、ほかのアレルギーの数値が十数～二〇くらいだったとするなら、ハウスダストやダニは数千という数字を叩き出してしまっている。その検査結果を知った際、漫画『ドラゴンボール』で当時、宇宙最強だったフリーザの戦闘能力が五三万だとわかったときと同じような衝撃を受けた。僕は生きていけるのだろうか。しかし、多少の傷みは身体に見え始めてはいるけど、四三歳になった今でも頑張って生きている。なんなら片付けが苦手で、仕事部屋はいつも汚い。なんで大丈夫なのか自分でも不思議である。

身の回りに常に危険が付きまとっているのに、僕の生活はなぜか成立してしまっている。普段の汚部屋より、清潔で立派なホテルに泊まったときのほうがアレルギー反応が出やすいのはなぜだろうか。普段の環境に慣れすぎて、日常的に接するハウスダストやダニには反応しなくなっているのだろうか。たしかに毎日、数千という数値のダメージが与えられたら、僕は普通に呼吸するのもままならない。一番の不思議はアレルギー検査の結果、調べた限りで唯一、アレルギーではなかったのが猫なのだが、僕は犬を飼っている愛犬家だということだ。といっても犬のアレルギー値は、例の数千というレベルではない一般人のレベルの、一般のアレルギー程度である。これについては、「可愛いものには、アレルギー反応が出ない」という無茶苦茶な理屈で自分を納得させているものの、本当のことをいつか専門家に聞いてみたいと思っている。アレルギーは謎だらけの迷宮のようである。

ということで、僕は花粉症であり、ずっと悩まされてきているのだけど、それはあくまで一般人のレベルの、一般のアレルギー程度の話であり、宇宙最強のフリーザ様の前では、大した問題ではなくなってしまっている。スギやヒノキは天津飯、ブタクサはピッコロ大魔王くらいの認識である。僕ほどのプロの花粉症になると、通院するのも虚しくなり、症状がキツくなったときだけ、市販の薬を買うようにしている。果たして僕は本当に花粉症なのだろうかと自分でも疑いたくなるが、アレルギー検査によるとたしかに花粉症で、しかし、それは宇宙レベルの危機ではない。それとも僕が愚鈍なだけで、事態はもっと深刻なものへと発展しているおそれもある。花粉症すぎて、もう何がなんだかわからない。

みやざき・ともゆき：花粉症歴＝年齢。１９８２年、東京都出身。文芸評論家、エッセイスト。著書に『平熱のまま、この世界に熱狂したい 増補新版』『モヤモヤの日々』など。２０２４年２〜２５年１月号まで『文學界』「新人小説月評」を担当した。

くしゃみの波をキャッチせよ？

森元斎

私にとって、花粉症とは他人事であった。三月くらいになると、周囲の友人たちが薬の副作用でぼーっとしているか、洟をかみすぎて鼻の周辺部がガサガサになっていた。

そんな私も気付けば、春と秋に必ず喘息やそれに起因する副鼻腔炎や気管支炎に毎年悩まされるようになり、病院で調べた結果、イネ科だったり、ネコだったりさまざまなアレルギーがあることがわかった。数年前にはコメ（餅米など）のアレルギーもわかって、食生活も大いに変化した。いずれにせよ、これらの対処法には慣れていたはずだったが、去年の三月に新たな出来事があった。毎年三月に周囲の友人たちがぐすんぐすんしているのが終わる頃に、私もくしゃみが頻発し、目鼻が痒くてたまらなくなったのだ。九州では二月から三月中旬に友人たちのスギ花粉への反応があるのだが、私は三月中旬から四月頭であった。そう、ヒノキの花粉に反応する体になっていたのだ。ぼんやりと毎年三月の友人たちの悩みが自分ごとになったのだ。しかしスギではなく、ヒノキ。

友人たちとは去年の三月末に、九州から青森県立美術館に赴き演奏する予定があった。長崎製糞社というバンドというかパフォーマンスグループを数人でやっているのであるが、奇特なキュレーターが私たちを招聘してくれた。三月中は長崎にてリハーサルをしていたのであるが、そのリハーサルの場所がメンバーのうちの一人の父親が持っているという山小屋。三月上旬は私以外のメンバーがくしゃみを頻発し、下旬になると私がくしゃみを頻発。そんなこんなで全く緊張感など持ち合わせたメンバーはおらず、この時の三月のリハは全てくしゃみでグダグダであった。とはいえ、私以外は三月末になれば、花粉症の症状も和らぎ、私以外がなんとかするとのことで、リハも終えた。

そんな私たちは青森へ飛び立った。途中東京へ寄って、長崎の田舎者たちは満員電車に乗り、「こいつら毎日立って通勤とかしとるんか、頭おかしんと違うか」「ギャハハ！」「ハックション」「クシュン」と私以外のメンバーが大声で会話したりくしゃみをしていて、東京出身の私は彼らのことを知らないふりして、やり過ごした。九州では量が減っていたはずのスギ花粉が東京では飛来しているどころか、ヒノキも酷かった。長崎製糞社は糞を製造するどころか、それ以前の状態であった。

そして青森での本番当日である。メンバーのくしゃみの音がマイクに拾われて、そのままディレイがかかり、誰かがピッチをいじって、くしゃみがぐわんぐわんと美術館を満たし、そのぐわんぐわんに覆いかぶさるように私もギターを演奏した。メンバーも演奏やパフォーマンスをはじめた。花粉症と緊張感は相反するものだと思っていたが、この時ばかりはテンションが張った。くしゃみの波をキャッチするしかない。今までのよくわからない倉庫やヒッピーしかいない山の上でのフェス、パンクスしかいないライブハウスでの演奏とはだいぶ異なるんだぞ、というメンバー間の緊張感が伝わってきた。翌月キュレーターに送ってもらった映像を見たが、良かったのか悪かったのか、全くわからなかった。花粉症はまだ他人事かもしれない。糞みたいな演奏・パフォーマンスだったのは確かだった。

もり・もとなお：花粉症歴、イネ科は多分数十年、ヒノキは1年。長崎大学教員。専攻は哲学・思想史。長崎製糞社・ティッシュマンズ（メンバー募集中）でギター。著書に『ただ生きるアナキズム』『死なないための暴力論』『もう革命しかないもんね』『国道3号線』『アナキズム入門』など。

時限爆弾

川端健太

私は長年、花粉症とは無縁の生活を送ってきた。幼い頃は病気がちだったこともあり、「いろいろと大変だったけれど、せめて花粉症とは無縁の人生でよかった」と思っていた。春になると、「花粉がつらい」「目がかゆい」「洟水が止まらない」と嘆く人々を見ても、他人事だった。

最初の違和感は、今から八年ほど前だったと思う。美術大学に進学した頃から、春先に少しだけ鼻がムズムズする。目の周りがかゆい気がする——。だが、それも気のせいだと片付けていた。もともと花粉症ではなかった私は、その知識が全くなかった。後天的に発症するものだとは考えもしなかったため、「これは花粉症かもしれない」と気づくまでに、数年はかかったのではないだろうか。花粉症かもしれないと思った時、ひどくショックを受けたことを覚えている。

それから数年、私は春になると自分の症状を注意深く観察するようになった。花粉らしき症状が出ても「いや、これは風邪だろう」「たまたま空気が悪かっただけだ」「ホコリを吸っちゃったかな?」と、何かと理由をつけて花粉症ではないと思い込もうとした。しかし、年を追うごとに症状は悪化していった。くしゃみの回数は増え、目のかゆみは我慢できないほどになり、洟水が止まらなくなった。美術大学を卒業する頃、ついには「もう認めるしかない」と観念するに至った。発症から認めるまでに四年もかかってしまった。

あるとき、「花粉症は、それまでの人生で蓄積された花粉が一定量を超えたときに発症する」と耳にした。つまり、花粉を浴び続けているうちに、限界を超えたら症状が出るということらしい。思い返せば、心当たりはいくつもあった。

高校時代、私はバスケ部で学校の外周を何百周も走った。その外周コースの半分ほどは、背の高いスギの木に囲まれていた。走りながら無意識に大量の花粉を吸い込んでいたのだろう。人より走るのが遅かったから、吸い込んだ量も多かったかもしれない。

そして花粉症を発症する直前の一年間は、美術大学に入学し、大自然に囲まれた田舎のキャンパスへ通うため、学校の近くに引っ越して暮らしていた。その地域の木々や虫たちは、今まで見てきたものより一回りも二回りも大きく感じられた。毎日、自然に癒されながら、沢山寄り道をして気持ちよく通学していたあの生活が最後の一押しになったのだろうか。

今のところ制作に支障はない。室内作業が中心だし、家からアトリエまでの距離もすぐだ。花粉症だからといって絵が描けなくなるわけではない。ただ、春の間はなんとなく黄色い顔料や絵の具を避けてしまう。カドミウムイエローやオーレオリン（黄色系の絵の具）を見ただけで鼻がムズムズする気がするのだ。

かわばた・けんた：花粉症歴8年。画家。2023年、岡本太郎現代芸術賞入選。主な個展に「そこに見えて居ない」TAKU SOMETANI GALLERY、2022年。「さわれない形を見る」銀座 蔦屋書店 FOAM CONTEMPORARY、2023年など。

いつもちょっとだけ

寺地はるな

子どもの頃からずっと、いつもちょっとだけ周囲の人とずれている。幼稚園のお遊戯会のダンスでいつも「動きが遅い」「ひとりだけ違う踊りみたい」と先生に注意されていた。

小学校の図工の時間に、運動会の絵を描いた。ほとんどの子は、走る人を横から見た図を描いていた。私だけ、正面アングルだった。しかも上半身のみで、グリコの看板みたいに両手を上げている。どう見てもただのバンザイしている人の絵だった。

大人になってからも飲み会などで、とっくに話題が変わっているのに私だけその前の話題について考え続けている。

「頭ひとつ抜けている」という感じで上方向にずれているのならいいが、常に人より遅い、できない、というずれかたなので、バカにされるか呆れられるかして終わる。

ものすごくずれているのであれば、個性的な人として輝くこともできただろう。でもあくまで「ちょっとだけ」だ。いつも、ちょっとだけ。

若い頃は、そのことでけっこう悩んでいた。恥じていた。どうして私は、みんながあたりまえにできることができないのかな、つらいよう、ウェーン、とか思っていた。

私の花粉症の症状は、毎年五月ぐらいからはじまる。具体的には、何も考えられなくなるほどの強烈な目のかゆみ、イグアスの滝のごとき洟水、仕事を休むほどではないかな、と思う程度の中途半端な発熱などに悩まされている。病院に行ったら、イネ花粉だと言われた。思えば子どもの頃からメロンやスイカを食べると喉がかゆくなって嫌だったのだが、これもイネ花粉と密接な関連があるらしい。

五月は、美しい季節だ。新緑うるわしく、空は隅々まで晴れわたり、街は薄着になった人びとがまとう衣類の色彩であふれかえる。

おそらくもっともメジャーなスギ花粉アレルギー持ちの人びとがようやっと心の安寧を取り戻した頃に、私の地獄ははじまる。

人に会った時に「花粉症で……」と説明すると、ほとんどの人に「え、今頃？」という顔をされる。そうだよ今だよ。

それって花粉症ではないのでは？　と言われることもある。違うよ花粉だよ。花粉にもいろいろあるんだよ。

余談だが、前述の病院で「鼻セレブの箱を三日で使い切るぐらい洟水が出ます」と言いたかったのにうまく言えず「あの、鼻セブ……サブレ……鼻セレ……」とモゴモゴして、医師から「途中、焼き菓子まじってたね！」と言われ、大阪だなあ、と思った。隙を見せるとすぐにツッコまれる。

「いつもちょっとだけずれている」人生を五〇年近くやってきて思うことは、まあでも、どうってことねえよな、ということだ。よく見りゃ、みんなどこかちょっとずれている。私だけではない。悩むほどのことではない。

イネ花粉に苦しむ人だって、私の他にもたくさんいる。初夏の街で鼻をグズグズさせている人を見かけると「おたがい、がんばろうぜ！」と声をかけたくなる衝動と闘いつつ、今日もちょっとだけずれたまま、生きている。

てらち・はるな：花粉症歴12年。作家。１９７７年生まれ。大阪府在住。主な著書に『いつか月夜』『雫』『そういえば最近』がある。

バスは遅れ、ブタクサは枯れ、私は洟をすすった

高森順子

高校生のころ、洟水とくしゃみが止まらなくなった。あまりにひどいので病院に行くと、ブタクサのアレルギーだと言われた。

「最近、ブタクサが生えた場所に長時間いましたか？」

医者に聞かれても、まったく心当たりがなかった。ていうか、ブタクサってなんだ？家に帰って調べてみると、黄色い花を咲かせる、見たことのある草だった。

秋が深まってから、私は、ブタクサとともにいた場所を知った。

通学のために、毎日、神戸・三宮行きのバスを待っていた。震災のあと、自営業をしていた私の家はなだらかな坂を下るように貧していった。このまま手を打たなければ、行き詰まる。そう考えた父は、身動きがとれなくなる前に神戸の人工島にある自宅マンションを手放すことにした。こうして、家族四人、母の実家のある兵庫県三木市に移り住んだ。

私は一時間に一本やってくるバスで神戸の高校へ通った。バスはよく遅れたから、結果的に一五分近く待つことも多かった。バス停付近の一角に荒地が広がっていた。そこには、「売地」の看板を覆い隠すほどに背の高い草が枯れながら群れていた。調べたときに見た写真には、これでもかと高く伸びきった黄色い花が映っていた。姿は変われど、ブタクサに違いない。私の洟水が止まらなくなったあのとき、私の背後には、一面黄色のブタクサ草原が広がっていたのだ。都会に向かうバスを待つ私には、「いまここ」に広がる風景は見えていなかった。

バスに揺られているあいだ、私はテクノを聴いていた。Ken Ishiiの『Jelly Tones』を爆音で聴き、バス酔いを蹴散らしていた。電柱のない未来都市からやって来た私は、ほんの一瞬だけ、漫画『AKIRA』の世界に迷い込んだのだ。そう言い聞かせて、この郊外の風景を舞台の書割りにしてしまおうと企んだ。思春期の私は、テクノの爆音とバスの動きに身を任せ、揺れていた。

あの日、アレルギーが、私に、あの黄色を教えた。少し遅れて体が反応することで、ようやくそこに何があったのかを知った。

翌年、私はその黄色を見た。あまりにも憎らしくて、むしろ凝視した。その後も観察を続けた。ブタクサ草原は、何度も刈り取られていた。焼き払われ、何もなかったかのように更地になることもあった。それでも、ブタクサ草原は蘇った。消えても残り、ふたたび黄色になる。そして、また刈られ、焼かれた。この繰り返しだった。

Googleマップであの場所を探してみた。バス停は「五叉路」。たしかに、五つの道が交わる地点にそれはある。ストリートビューを見て、私は笑ってしまった。鮮やかな緑と、可憐な黄色があった。間違いない、ブタクサだ。三分咲きといったところか。懐かしく、憎らしい。

花粉症というお題をもらって文章を書く。この機会がなければ、私はあの黄色を思い出さなかった。あの黄色がいまどうなっているか追うこともなかった。私は、書くことで、あのときの、あの黄色に手を伸ばしている。今日ここで書かなければ、きっといつか、手を伸ばそうとも摑めなくなっていただろう。

いま、あの黄色は、私の手の中にある。「想起」という営みは不思議だ。今一度、かつての一瞬をありありと思い出す。それを書いたり、話したりする。私はこの行為にこそ「いまここ」を生きている手触りを感じる。かくいう私はその魅力にすっかりやられて、ずっと「想起」について考えてきた。

これで一二〇〇字か。書き上がった。もう一度、あの黄色を手放そう。ティッシュは手放せないが。

たかもり・じゅんこ：ブタクサ花粉症歴25年。スギ花粉症歴2年。社会心理学者。単著に『震災後のエスノグラフィ』、共著に『10年目の手記』、編著に『残らなかったものを想起する』がある。

予行練習

吉田大助

女優の蒼井優さんが対談集『蒼井優　８７４０　ＤＩＡＲＹ　２０１１〜２０１４』（集英社）を刊行した際、ウェブ媒体でインタビューした時のことを折に触れて思い出す。媒体は既にクローズとなっているもののインターネットアーカイブで読むことができる（https://web.archive.org/web/20190502063317/https://ent.smt.docomo.ne.jp/article/18798）。その記事の中で、蒼井さんは自分が生まれるずっと前から存在してきた言葉たちへの敬意を語った。

〈私も最近感じるのは、生きていくことって、「世の中にある言葉を体感していくこと」だなって思います。例えば、ささいなことでいうと「白髪」とか。子どもの頃は自分にそれが生えるということがどういうことかわからなかった、世の中にあふれている言葉をたどっていくのが、本当に楽しいなって思うんです〉

人生が未来に向かって進んでいると感じること、今日の自分は昨日の自分よりも成長していると感じるためには、新しい概念や新しい知識、新しい言葉を得る必要があると考えがちだ。でも、知ってはいるけれど腹落ちするまでには至っていなかったありふれた（古い）言葉の意味を体感する、という経験からも、人は新しい自分と出合うことができる。それは後ろ向きのように感じられるけれども全くそんなことはなくて、十二分にスリリングでフレッシュで……〈すごいおもしろいことだと思います。人生、それで十分じゃないかなって（笑）〉。

蒼井さんにとっての白髪が、僕にとっての花粉症だ。世の中には花粉症というアレルギー疾患がある、という話は昔から耳にしてきた。日本人の何割かは花粉症らしい。体内に花粉が入って来ると免疫機能が激烈に反応し、くしゃみ洟水目のかゆみで大変なことになるらしい。花粉症の人は周りにたくさんいたし症状を目の当たりにもしてきたのだが、なんというか、ぜんぜんずっとリアルではなかったのだ。ところが数年前、よくある話だが最初はきっと勘違いだよと自分に言い聞かせていたものの、目から鼻から爆発的なあれこれが飛び出して、現実を認めざるを得なくなった。その時に抱いた感情は、半分は絶望で、半分は喜びだった。「あっ、これが花粉症か！」と、ようやく分かった、という喜びだ。

その後は花粉症の季節がやって来るたびに、今でも新鮮に「あっ、これが花粉症か！」と驚いている。そして、近所の耳鼻科に駆け込み、症状を和らげるための薬をもらっている。病院では舌下免疫療法といった根治治療のポスターをいつも目にするのだが、やってみようと思ったことはない。毎度本気でイライラはしつつ、「あっ、これが花粉症か！」

となる感覚を味わいたいからだ。

　重症ではないからこそ、こんなのんきなことを言えるのだということは分かっている。重症ではないからこそ、花粉症で予行練習しておきたい気持ちもある。これから先、老いを重ね、やがて命に関わる病を得るだろう。その時に「あっ、これか！」という受け止め方ができたなら、自分の状況をちょっとだけ面白がれるような気がするのだ。

よしだ・だいすけ：花粉症歴10年。1977年、埼玉県本庄市生まれ。ライター。『ダ・ヴィンチ』『小説丸』『週刊文春WOMAN』『GOAT』などで作家インタビューや対談構成、『小説　野性時代』『小説新潮』『小説すばる』『小説現代』『朝日新聞』で書評を連載中。著書にインタビュー集『別冊ダ・ヴィンチ　令和版　解体全書　小説家15名の人生と作品、好きの履歴書』。

小さな死の微粒子

山内朋樹

春と秋には抗ヒスタミンの、白くて丸い錠剤を飲んでいる。

それなのに春が好きなのだから、われながら不思議だなと思う。

花粉症なのに庭師なのは、なにかの間違いではないだろうか？

「花粉症の庭師」とは、この世界において、ほとんど語義矛盾のような事態を指すのであり、「老眼の時計職人」よりは追い詰められており、「蕎麦アレルギーの蕎麦屋」よりは生き残れそうなたぐいの種族である。

庭師とは、春も秋も危険をかえりみず屋外に飛び出し、花粉の海へとダイブする壮絶な仕事なのだから。

たとえばスギやヒノキを植えているお宅や、ススキやチカラシバが溢れるお宅で木に登って剪定し、地面を這《は》って掃除をする。「花粉症の庭師」たちの肌は赤く荒れてガサガサになり、くしゃみも洟も止まることなく、人によっては気管支喘息に見舞われる。自分がいったいどの花粉に反応しているのか、見えない敵に囲まれながら見わたすと、周囲にはオオアワガエリやカモガヤやブタクサやヨモギが揺れている。

逃げ場などない。庭は、果たして本当に人間と自然の共生のモデルなのだろうか？

とくにひどいのは春だ。田畑や川から蒸気が立ちのぼり、花粉や黄砂までもが舞いはじめ、山が白く霞《かす》む頃、ぼくは錠剤を飲みはじめる。飲むとずいぶんましになるのだが、それでもときに洟や涙が流れ、体は重たく、喘息気味になる。

若い頃は春が嫌いだった。いまだこの身の生の力が充溢している青い春は、なにもかもが鬱陶しくてむせかえっていた。それなのにいまは、また来年も春を見たいと思う。花粉症になって洟と涙に苛《さいな》まれるとしても、それでもまた春を見たいと思う。

洟をすすりながらもそう思うのは、庭師になって花や葉の美しさを知ったからでもあるけれど、一番の理由は桜を見上げていたときに、いつの日か自分が死にゆくのだという観念が、心のどこかにうっすら居座るようになってしまったからだろう。大気に漂う花粉のように。

植物はまだ寒いうちから、花を咲かせはじめる。立春の頃にはロウバイの艶やかで透き通った花が咲き、陽射しが春を予感させる頃には梅がほころびはじめ、ふと地面を見ると立ち上がる時を待つタンポポやアザミのロゼットの色が彩度を増している。

ヒバリが空高く鳴き、昼間の気温がぬるくなると木々の新芽が膨らんで、山の色が変わりはじめる。薄緑に染まった山に山桜の淡いピンクやタムシバの白が点々と差し、蜂が羽音を立てて飛び、無数の花が野に満ちていく。

また春を見ることができた――この身のうちに小さな死の微粒子が舞うようになってこそ、春の息吹は、かけがえのない眩《まばゆ》さをたたえて迫り来る。

たとえ洟と涙が止まらなくても。

やまうち・ともき：いつから花粉症になったのかわからない1978年兵庫県生まれ。これを書いている今も花粉症からはじまった喘息発作で寝込んでいる京都教育大学教員・庭師。専門は美学。在学中に庭師のアルバイトをはじめて研究の傍ら独立。著書に『庭のかたちが生まれるとき』、共著に『ライティングの哲学』、訳書にデレク・ジャーマン『デレク・ジャーマンの庭』、ジル・クレマン『動いている庭』。

マスク一枚の距離感

江上越

春になると、黄色い花粉が多くの人々を悩ませる。目のかゆみ、洟水、くしゃみといった症状を見ると、花粉症ではない私が花粉症について語るのは大変申し訳ない気がする。

二〇二〇年、コロナが爆発し、一時帰国した私はどこにも行けずに実家にひきこもった。どうしても出かけなければならないときは、慣れないマスクをつけ、歩き方までが不自然になった感じがした。見慣れた景色が一変したかのように、自分が怯えているのか、興奮しているのかもわからない、不思議な体験をしたのはなぜなのだろうか。

マスク一枚で全てが変容する。そんな体験を想うとき、仮装パーティーや『オペラ座の怪人』が頭に浮かぶ。たった一枚の仮面《マスク》はどのように人と人との距離を変えるだろうか。

コロナが猛威を振るいはじめた時期は博士課程に入ったばかりで、その意味においても私にとって大変な災厄だったのだが、コロナ禍は意外にもたくさんの仕事へと結実した。

私の制作テーマはコミュニケーションに関するものだ。海外の体験から感じたのは、コミュニケーションとはお互いの距離を近づけるためではなく、その距離を知るためのものだということだ。その間《あわい》を丁寧に見つめ、境界を確かめようとする先に、自ずと浮かび上がってくるかたち。コロナでは人と会えない代わりに、それぞれのかたちでコミュニケーションが促進された。たとえば、3密（密閉・密集・密接）を避けるための「距離」を表す「ソーシャルディスタンス」をどのようにとらえるか。二〇二一年、ソーシャルディスタンスをテーマにパリで個展を開催した。展覧会のために描いた作品は、皮膚の色も断定できなくなるほどのにじいろの光のなかで、一本の綱を一緒にもちながら踊る裸婦たちの絵である。作品だけが海を渡り、パリの人々との間にコミュニケーションを生んだ。

出かけることが制限され、どこに行っても必ずマスクをつけたわずか三、四年の経験をもとに、毎年花粉に悩む人たちと同じ景色を見た、というのはいささか無理がある。それでも、マスク一枚が人々の行動や心理に影響を与え、社会全体の人間関係をも少なからず変容させると気づいたことで、なんとなく花粉症の方に一歩近づけたような気がした。

コロナ禍は、私たちがどのように他者と関わり、どのような社会を築いていくのかを見つめ直すきっかけとなった。それと同様に花粉症を、人と人との物理的な距離を広げる一方で、心の距離を縮める契機とすることはできないだろうか。花粉症が人びとの心にもたらす共通した感情の襞《ひだ》に目を凝らし、人と人とのつながりや思いやりが生まれる瞬間に、想いを馳せてみたい。花粉症は、単なる不便や苦痛をもたらすだけでなく、人々の関係性を深めたり、より優しい社会を作るためのヒントにもなり得るのではないだろうか。

ちなみに私の制作テーマはミスコミュニケーションである。

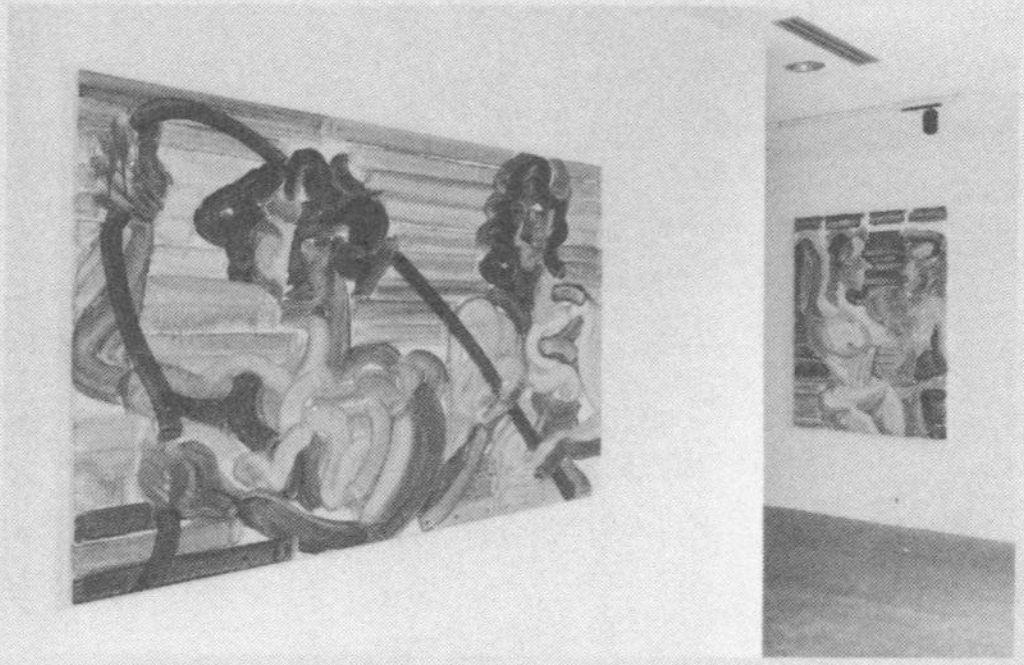

パリでの個展（2021 年）

えがみ・えつ：花粉症歴0年。アーティスト、杏林大学医学部客員教授。日本の戦後第3世代のアーティスト。２０２１年、Forbes ASIA 30 UNDER 30（世界を変える30歳未満の30人）に選出。文化庁より新進芸術家としてニューヨークに派遣。DIOR に作品が収蔵され、美術館で展示される。２０２５年、ドイツの Art Karisruhe にて最優秀賞を受賞、作品がカールスルーエ州立美術館に買い上げられ収蔵される。サンフランシスコ・アジア美術館に作品が展示されている。

編集後記に代えて　――われら花粉人間

二五歳の春の終わりに、喉の奥に微かな「かさつき」を覚えた。

それは大和郡山の遊郭跡を歩いているとき、ゾクッとした視線を感じた後に初めて現れた宿命的な「かさつき」で、身体が何かに決定的に蝕まれたことを知らせる符牒であった。喉に刻まれたこの〝聖痕〟は、無意識の呼吸以上のものが触れるや否や、たちまちたががが外れたような咳へと変わり、違和感を解消しようとする僕の努力のすべてを嘲笑《あざわら》った。

困ったのは、当時は電話注文を受ける仕事をしていたからで、聞こえないくらいの小さな声と、思わず返事の続きを待ってしまうくらいの言葉数でなんとか対応しようとしたが、その甲斐なく、受話器越しの相手を次から次に閉口させては困惑の渦へと陥れていった。

さらに困ったのは、遠距離恋愛中の彼女が急に毎日電話をかけてくるようになったことで、さすがに勘弁してほしいと思っていたらケンカになり、あえなく破局してしまった。

何か目に見えぬ大きな力が、ちっぽけな僕を呑み込み始めていた。

ほうほうの体で、からくも呼吸器内科に辿り着いた僕はそこで、血を抜かれた。

「このあたりか」

人気《ひとけ》のない暗い廊下で身を縮めて待っていると、格安スーパーの鮮魚コーナーで響いているようなくぐもった機械音で名前を呼ばれ、叩き売りされる見知らぬ魚になった気分で部屋に入ると、小さな紙を持った先生が、こちらを見ないままにそう言った。

「このあたり」とはどのあたりであろう――。

僕は先生の持つ紙を待ちきれずに覗き込むと、そのペラペラの紙の上に、何の恨みか僕を奈落の底へと突き落とそうと暗躍する謎の集団の名が記載されていた。

「スギ」「ヒノキ」

陽性と判定する基準値があまりにも低いのではないか。そう疑問に思わざるを得ないような数値が並んだ紙を、僕は悪魔が「人生の終わり」を告げるために手渡してきた最後通牒であるかのようによろよろと受け取り、日が落ち始め薄く赤紫色がかった空の下、少しくすんだ新宿の高層ビルが輝きを増していく間を、黙って抜けていった。

僕の人生の歯車は最初から特段かみ合っていなかったように思うが、それらはいよいよいっそう軋みだしてバラバラとなり、さながら風やくしゃみによって飛ばされた花粉の粒子のように、突然に初夏の生温かさを含んだ夜気の中へと放り出されてしまったのである。

文字通り糸の切れた凧となった僕は、咳の症状が出たのはやりたくない仕事で不適応を起こしたからではないかと部署異動を願い出たり、会社を辞めたりしながらとめどなく彷徨っていたが、その過程で現在の会社や家族と出会うという、思わぬ着地を見せた。

ハッピーエンドを迎えたのか、それともこれは更なる苦難の始まりなのであろうか。

「スギ」「ヒノキ」という秘密結社にあらぬ疑いをかけていただけで、植物や樹木がまだ見ぬ仲間の暮らす新たな安息の地を求めて遠く遠く花粉を飛ばすように、かれらは狭い世界に閉じこもりがちな僕を叱咤し、広やかな世界へと連れ出してくれたのだろうか。

結論はいまだ未知のベールに包まれているが、意思と能力で人生をコントロールして生きていくことを求められる、ホモ・サピエンス（＝知恵ある人間）が築いた現代社会において、花粉に目をつけられた僕は、偶然性と共に生きることを定められた「新人類」になった。

僕は同じ境遇の人々を勝手に「ホモ・ポリニス（＝花粉人間）」と名付けることにした。

本書が、思わぬ事態に身を任せ、涙とくしゃみと洟水に彩られたあてどなき旅路の同行者である「花粉人間《ホモ・ポリニス》」の皆さまへの、ささやかなエールとなれば嬉しい。

「花粉はつらいよ」編集部・西山大悟（亜紀書房）
花粉症歴7年。奈良県出身。鼻セレブより、エリエール贅沢保湿が好き。

花《か》粉《ふん》はつらいよ
2025年5月5日　第1版第1刷発行

岩井圭也《いわいけいや》［編］

発行者：株式会社亜紀書房
〒101-0051
東京都千代田区神田神保町1-32
電話(03)5280-0261
https://www.akishobo.com

装丁：森敬太（合同会社 飛ぶ教室）

イラスト：いそ

DTP：山口良二

印刷・製本：株式会社トライ
https://www.try-sky.com

ISBN 978-4-7505-1874-9　C0095
Printed in Japan